U0363228

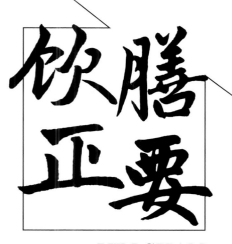

饮膳正要

YIN SHAN ZHENG YAO

古法今做

GU FA JIN ZUO

主　编：武国栋　丁冠辉　刘加上

副主编：陈　浩　陈　程　赵瑞斌
　　　　张莉杰　王文娟　刘旭明

参　编：贾松澜　赵丙坤　刘海轶
　　　　孙剑昊　张虎虎　陈　辉
　　　　郭　锐　刘霞飞　王　飞
　　　　杨　旭　王程程

华中科技大学出版社
http://press.hust.edu.cn
中国·武汉

图书在版编目 (CIP) 数据

《饮膳正要》古法今做 / 武国栋，丁冠辉，刘加上编著 . —武汉 : 华中科技大学出版社 , 2023.7
ISBN 978-7-5680-6784-3

Ⅰ . ①饮…　Ⅱ . ①武…　②丁…　③刘…　Ⅲ . ①食物疗法—研究—中国　Ⅳ . ① R247.1

中国国家版本馆 CIP 数据核字 (2023) 第 134448 号

《饮膳正要》古法今做　　　　　　　　　　　　　武国栋　丁冠辉　刘加上　编著
《Yinshan Zhengyao》Gufa Jinzuo

策划编辑：汪飒婷　　　　　　　　　　责任编辑：李艳艳
封面设计：原色设计　　　　　　　　　责任校对：朱　霞
责任监印：周治超
出版发行：华中科技大学出版社（中国·武汉）　　　电话：（027）81321913
　　　　　武汉市东湖新技术开发区华工科技园　　　邮编：430223
录　　排：华中科技大学惠友文印中心
印　　刷：湖北金港彩印有限公司
开　　本：787mm×1092mm　1/32
印　　张：5.75
字　　数：141 千字
版　　次：2023 年 7 月第 1 版第 1 次印刷
定　　价：69.80 元

前　言

在我国古代医学典籍中，《饮膳正要》可以说是本奇书，奇在集养生食疗之大成，奇在开宫廷食补之先河。"参天地为人，人莫不饮食"，饮食之道古已有之。《饮膳正要》秉承我国医学顺应天道自然之法，循四时节气变化之规律，以五味调和五脏六腑，"保养之道，莫若守中"，先有食疗，再谈药疗，"圣人先用食禁以存性，后制药以防命也"。像《饮膳正要》这样由医学大家亲撰的养生食谱，在当世甚为罕见。

《饮膳正要》由元代医学家忽思慧所撰。在元代仁宗延祐年间，忽思慧在宫廷任饮膳太医一职，于元代文宗天历三年（1330年）完成编撰《饮膳正要》。此书的一大特色就是如实反映了元代时期的宫廷饮膳风貌。除了包含多种食材药物的性味与补益作用外，单就其饮食属性，亦是不可多得的元代饮馔集锦和食材万花筒，堪称元代饮食的百科全书。书中将元代各族饮馔兼收并蓄，所述食材品类俱全、包罗万象，米谷、兽品、禽品、鱼品、果品、菜品和料物皆有阐述。通过研究此书，管中窥豹，了解元代各族的饮食文化生活。一粥一饭，一汤一羹，一烤一烙，一炒一蒸，各种饮馔烹调方法的生动描述，也是其他食谱和文献中少有涉及的。

尽管《饮膳正要》在我国医药史上是非常独特的存在，卷二精选94种"聚珍异馔"、69种"诸般汤煎"、61种"食疗药膳"，以及所谓神仙服饵方法24则，对后世影响深远。历代对其进行研学和解读者甚众，不过大都在养生思想和方剂应用上做文章，罕有将其复制成菜的尝试。只有从故纸堆中走出来，古为今用，才能较好地继承和发扬我国的传统医学。

出于对复制古籍美食的热情，一众编者组成攻坚团队，编撰了《〈饮膳正要〉古法今做》，即用当代烹饪技艺对古籍进行诠释和演绎，同时向悬壶济世的先贤致敬，也不失为一次大胆而有益的尝试。

此次诠释和演绎《饮膳正要》肴馔，本着两个原则：一是继承，二是扬弃。

所谓继承，就是要借助创新的力量让古老的饮馔焕发新的活力。这一道道"复活"的元代药膳重上餐桌，可为美食爱好者提供模仿的范本，同时还要能接受餐饮市场的考验，体现其市场价值，为区域经济服务。所谓扬弃，囿于当时的科技水平，原著中对一些药材、食材本质的阐述不够深入，故而需在继承传统医学的同时，充分了解和挖掘传统中医学，结合现代社会的发展需求，进行合理的创新。

诚然，本次复制过程是艰难而富有挑战性的。研发团队首先对每道菜的古文进行逐字逐句的翻译，并反复推敲和研讨，对元代度量单位进行换算，并探索古法烹饪的工艺，以确定试制方案，再通过试吃和复盘，几经迭代，从而得出可靠的结论，呈现出成品。同时，团队成员在复制《饮膳正要》肴馔的时候摒弃了画地为牢的守旧做法，时时处处强调一个"新"字，正所谓"破而后立，晓喻新生"，把与时代不相符的食材剔除，为丰富味觉的层次感，在不影响性味疗效的前提下，适时适量地加入现代调料和配料，改良一些菜品的制法，使之适应当下的饮食审美。

　　这本书也算是破茧成蝶求嬗变，若能带给读者不一样的阅读体验，是为之心中一震的幸事。面对浩如烟海的古籍文献，这次尝试对致力于复制古籍美食的"操刀者"来说，只是对传统餐饮文化的初探，是编者迈出的一小步，任重而道远。

　　年代越久远，制作技艺越难考证，更无可参照借鉴的声像资料，加之编者能力有限，疏漏之处在所难免，倘蒙读者见教，幸甚至哉！

编者

目 录

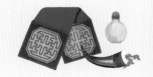

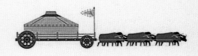

第二篇　汤粥类

第三篇　面点类

第一篇

肴馔类

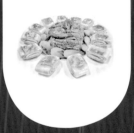

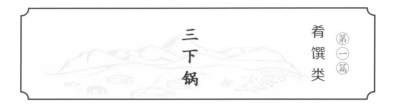

第一篇 肴馔类

三下锅

补中益气。

羊肉一脚子（卸成事件），草果五个，良姜二钱。

上件，同熬成汤，滤净，用羊后脚肉丸肉弹儿，丁头馂子，羊肉指甲匾食，胡椒一两，同盐、醋调和。

补中益气。

半扇羊肉，卸割成块，草果五个，良姜二钱。

上述食材，一同下锅加水熬制成高汤，将汤汁滤净。用羊后腿肉做成肉丸，将羊肉切成钉帽大小、形如（围）棋子的块。以羊肉为馅做成形似羊蹄的饺子。下入汤内，加一两胡椒，盐、醋适量，调和味道即成。

［主配料］带骨羊肉（适量，熬高汤）、羊后腿肉 150 克、羊里脊肉 150 克、羊五花肉 120 克、面粉 100 克等。

［调辅料］草果 5 个，良姜约 8 克，胡椒、盐、醋、小茴香、陈皮、香叶、辣椒、葱、姜等适量。

［烹调方法］炖、煮。

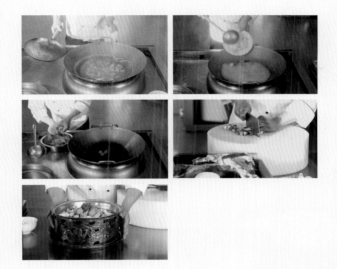

小试牛刀：
三下锅

操作步骤

❶ 将带骨羊肉切割成块，下入冷水锅中大火烧开，撇去浮沫后转小火，加入草果、良姜等，炖煮至肉质成熟后，将汤汁过滤后备用，余汤可留作他用。

❷ 将面粉调和成冷水面团，饧面待用，羊后腿肉斩碎置于盆中，制成羊肉馅，一部分加入葱、姜、盐等调味，包成形如羊蹄的饺子煮熟备用。

❸ 剩余羊肉馅打水搅拌，加入葱、姜、盐后调匀，挤成肉丸氽熟备用。

❹ 羊里脊肉切成围棋子大小的肉块，加盐腌制备用。

❺ 将适量过滤后的羊汤煮沸，下入肉块、饺子和肉丸，汤内加胡椒、盐、醋等调味后即可上桌。（可用少量时蔬等摆盘）

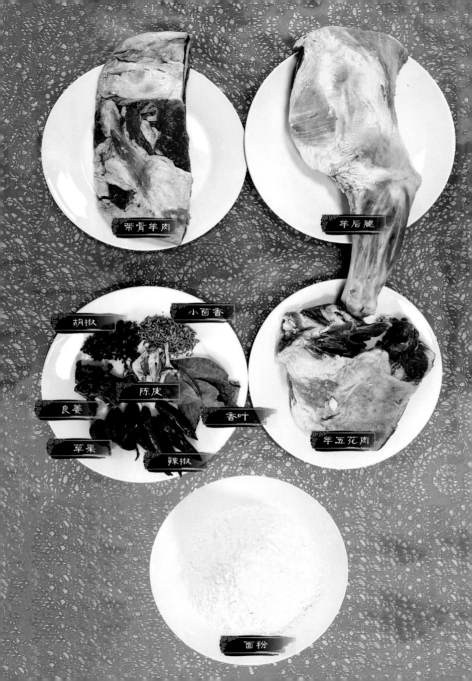

带骨羊肉

羊后腿

胡椒　　　　小茴香

陈皮

良姜　　　　　香叶

草果

辣椒

羊五花肉

面粉

1. "一脚子"即胴体的四分之一，相当于半扇肉。原文中"羊肉一脚子"多用于调制高汤，烹饪中可根据实际需要酌情定量。
2. 调制羊肉丸肉馅时，除文中提及的调料外，应再加入适量鸡蛋液、淀粉，既增加香味，又增强羊肉丸的弹性和黏性，利于操作。后文亦有相似操作。
3. "匾食"即饺子，羊蹄饺子馅料根据实际需要加入适量盐、葱、姜等调味，以增香去膻。后文亦有相似操作。
4. 据考证推算，宋元时期衡器1斤约等于现在的600克；1斤为16两，1两约等于现在的37.5克；1两为10钱，1钱约等于现在的3.75克。

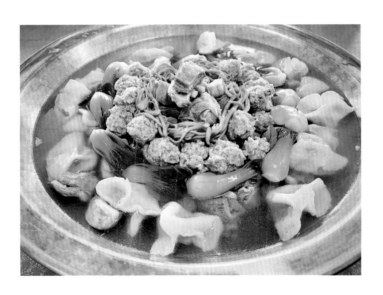

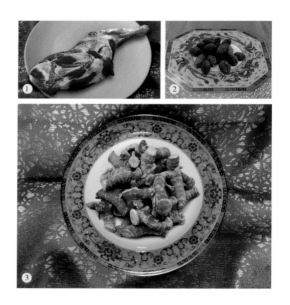

 物 料 属 性

❶ 羊肉：味甘，大热，无毒。主暖中，头风，大风，汗出，虚劳，
   寒冷，补中益气。（《饮膳正要》兽品性味）

❷ 草果：味辛，温，无毒。主心腹痛，止呕，补胃，下气，消酒毒。
   （《饮膳正要》料物性味）

❸ 良姜：味辛，温，无毒。主胃中冷逆，霍乱，腹痛，解酒毒。
   （《饮膳正要》料物性味）

肴馔类 （第一篇）

盏蒸

 原文

补中益气。

羊背皮或羊肉（三脚子，卸成事件），草果五个，良姜二钱，陈皮二钱（去白），小椒二钱。

上件，用杏泥一斤，松黄二合，生姜汁二合，同炒，葱、盐五味调匀，入盏内蒸令软熟，对经卷儿食之。

 译文

补中益气。

羊背皮去毛刮洗干净，切块，或用羊肉三脚子，切成块，草果五个，良姜二钱，陈皮二钱（去掉内层的白皮），花椒二钱。

上述食材，与一斤杏泥、二合松黄、二合生姜汁同入锅炒。加入葱、盐等调料，调和均匀，装入碗内，上笼屉蒸至软烂，就着蒸饼一同食用。

【主配料】羊排或羊背皮 500 克、面粉 200 克。

【调辅料】草果五个、良姜约 8 克、陈皮约 8 克、花椒约 8 克，葱、盐等适量，杏 15 克、松黄粉 3 克、生姜汁 170 克等。

【烹调方法】蒸。

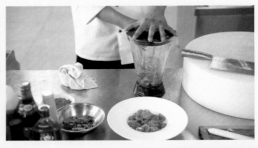

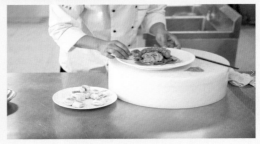

操作步骤

❶ 面粉加适量面引子和清水调制成发酵面团，制作蒸
   饼。

❷ 将羊排（或羊背皮）斩切成小块，杏肉打成杏泥。

❸ 炒锅上火，下入羊排（或羊背皮）与草果、良姜、陈皮、
   花椒、杏泥、松黄粉一同煸炒。

❹ 加入葱、盐等调料，翻炒均匀后将羊排（或羊背皮）
   分别装入碗中，上笼屉蒸至肉质软烂，随蒸饼一同
   上桌。（可用少量时蔬等摆盘）

备注

小椒即花椒，经卷儿即蒸饼，详见《饮膳正要》。

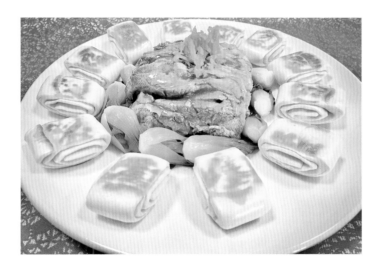

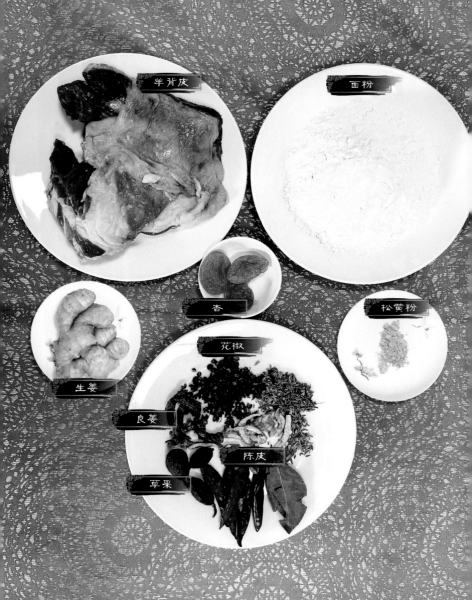

羊背皮

面粉

杏

松黄粉

生姜

花椒

良姜

陈皮

草果

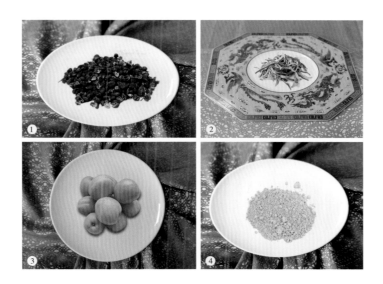

物料属性

❶ 小椒（花椒）：味辛，热，有毒。主邪气咳逆，温中，下冷气，除湿痹。（《饮膳正要》料物性味）

❷ 陈皮：味甘，平，无毒。止消渴，开胃气，下痰，破冷积。（《饮膳正要》料物性味）

❸ 杏：味酸。不可多食，伤筋骨。杏仁有毒，主咳逆上气。（《饮膳正要》料物性味）

❹ 松黄粉：又称松花粉。松科植物马尾松、油松或同属数种植物的干燥花粉。春季花刚开时，采摘花穗，晒干，收集花粉，除去杂质。收敛止血，燥湿敛疮。用于外伤出血，湿疹，黄水疮，皮肤糜烂，脓水淋漓。（《中华人民共和国药典》）

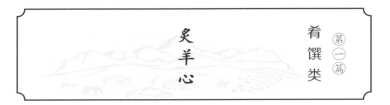

炙羊心

肴馔类 第一篇

治心气惊悸，郁结不乐。

羊心一个（带系桶），藏红花三钱。

上件，用玫瑰水一盏，浸取汁，入盐少许，签子签羊心，于火上炙，将藏红花汁徐徐涂之，汁尽为度，食之。安宁心气，令人多喜。

能缓解人心中惊恐而悸动不宁、心情闷闷不乐。

带有冠状动脉的羊心一个，藏红花三钱。

取适量玫瑰花加一碗水，浸取汁液，加入少许盐（和三钱藏红花泡制的料汁，备用）。羊心用铁签子穿好，放在火上烤，边烤边刷料汁，直至把料汁用完（且羊心烤熟为止）。吃了这种做法的烤羊心，可以使人心气安宁，心情舒畅。

【主配料】羊心（带大动脉）一颗。

【调辅料】藏红花 12 克，玫瑰花、盐等适量。

【烹调方法】烤。

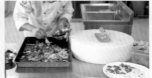

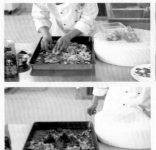

操作步骤

❶ 取适量洋葱丝、西芹丝、胡萝卜块垫底。

❷ 玫瑰花放入碗中,加入清水浸泡,取汁。玫瑰花汁
  液中加入盐和藏红花泡制料汁,备用。将羊心切成
  小块置于烤盘中,涂上料汁腌制 20 分钟。

❸ 放入预热的烤箱中层,上下火 200 ℃,烤制 20 分钟,
  成熟后即可装盘。或用铁签穿好羊心,上火烧烤,
  边烤边刷料汁,待料汁用完、羊心成熟后即可食用。

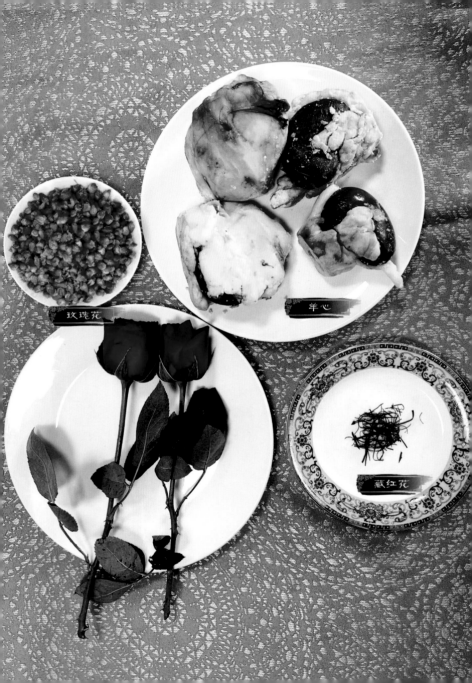
玫瑰花

羊心

藏红花

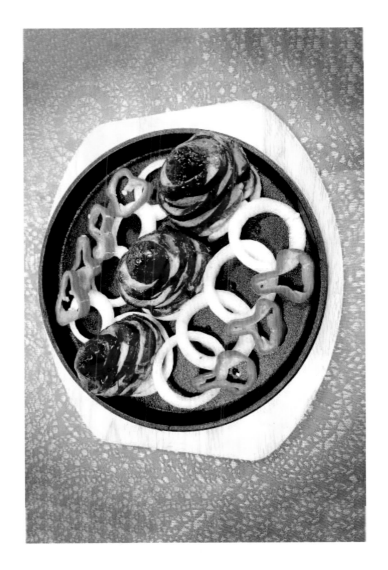

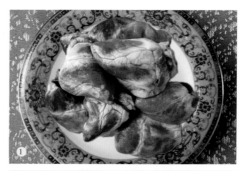

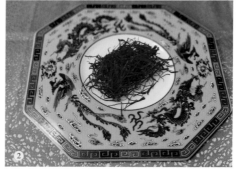

① 羊心：主治忧恚，膈气。（《饮膳正要》兽品性味）

② 藏红花：味甘，平，无毒。主心忧郁积，气闷不散，久食令
人心喜。（《饮膳正要》料物性味）

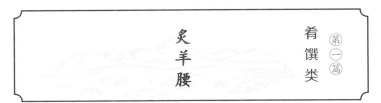

炙羊腰

肴馔类 第（一篇）

治卒患腰眼疼痛者。

羊腰一对，藏红花一钱。

上件，用玫瑰水一勺，浸取汁，入盐少许，签子签腰子火上炙。

将藏红花汁徐徐涂之，汁尽为度，食之。甚有效验。

可缓解突发性腰眼疼痛。

羊腰2个，藏红花一钱。

取适量玫瑰花，加一勺水，浸取汁液，在汁液内加少许盐（和一钱藏红花，泡制料汁，备用）。用铁签子将羊腰穿好，放在火上烤，边烤边涂藏红花料汁，直至把料汁涂完（且羊腰烤熟为止）。食用此菜，对缓解突发性腰眼疼痛很有效果。

【主配料】羊腰2个。

【调辅料】藏红花12克，玫瑰花、盐等适量。

【烹调方法】烤。

小试牛刀：
    炙羊腰

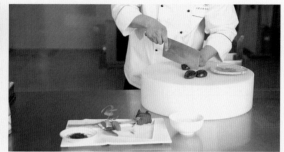

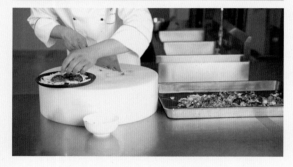

操作步骤

❶ 玫瑰花放入碗中，加入清水浸泡，取汁。玫瑰花汁
  液中加入盐和藏红花泡制料汁，备用。

❷ 羊腰去掉包膜和髓质，切小块，用清水浸泡，去除
  异味。

❸ 用电烤箱烤或用铁签穿好羊腰，在炭火炉上烤，翻
  烤羊腰至成熟后即可食用。（可用少量时蔬等摆盘）

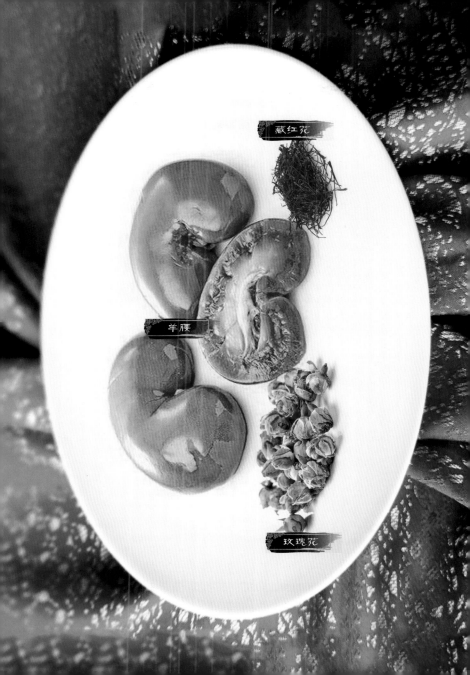

藏红花

羊腰

玫瑰花

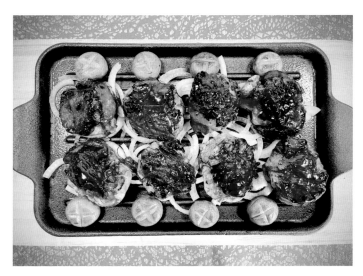

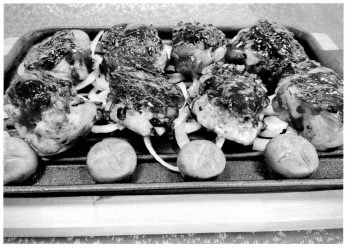

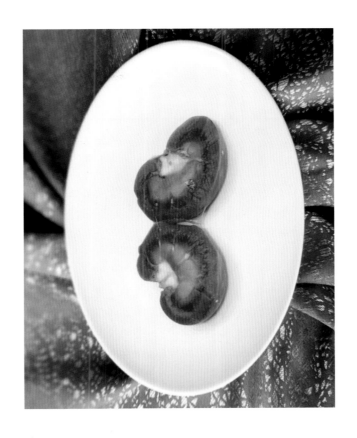

物料属性

羊腰：补肾虚，益精髓。（《饮膳正要》兽品性味）

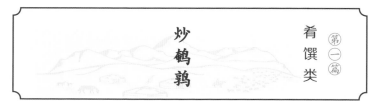

炒鹌鹑

肴馔类 （第一篇）

鹌鹑二十个（切成事件），萝卜二个（切），姜末四两，羊尾子一个（各切如色数），面二两（作面丝）。

上件，用煮鹌鹑汤炒，葱、醋调和。

二十只鹌鹑，初加工后切成块（下炖锅煮熟，捞出备用，肉汤留作他用）。两根白萝卜，切块。姜末四两。一条羊尾，切成色子大小的块。面粉二两，调制冷水面条（煮熟投凉备用）。

以上食材（除面条外），下入锅中煸炒，加入肉汤炖煮，（待原料成熟入味后）加入葱、醋等调和味道即成。

【主配料】鹌鹑 20 只、白萝卜 2 根、羊尾 1 条、面粉80 克。

【调辅料】姜末 160 克，葱、醋、盐等调料适量。

【烹调方法】炒。

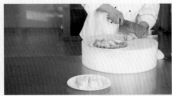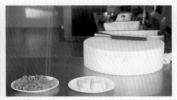

小试牛刀：
炒鹌鹑

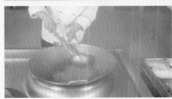

操作步骤

❶ 鹌鹑清洗整理干净，切块煮熟备用，煮鹌鹑的肉汤留用。白萝卜、羊尾切色子大小的块，备用。

❷ 面粉加水和制冷水面团，饧面后，做成细面条，煮熟捞出，投凉备用。

❸ 炒锅上火，下入羊尾丁、萝卜丁、姜末、葱并调味，再加煮鹌鹑的肉汤，下入鹌鹑、面条，待食材成熟入味后出锅装盘。亦可用面条垫底，浇上炒鹌鹑，即可上桌。（可用少量时蔬等摆盘）

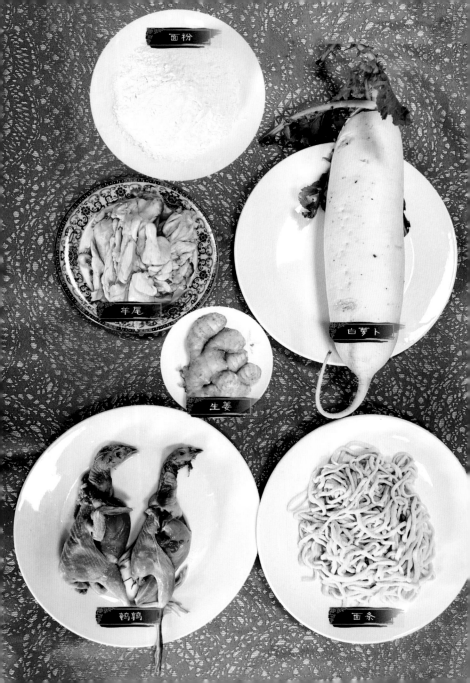

面粉

羊尾

生姜

白萝卜

鹌鹑

面条

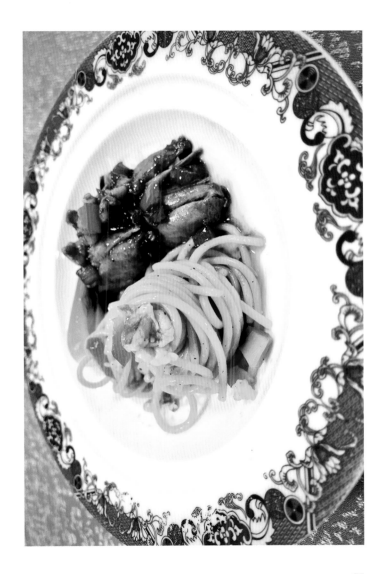

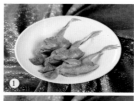
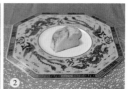
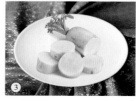

物 料 属 性

❶ **鹌鹑**：味甘，温平，无毒。益气，补五脏，实筋骨，耐寒暑，消结热，酥煎食之，令人肥下焦。四月以前未可食。（《饮膳正要》禽品性味）

鹌鹑肉不可与猪肉同食，面生黑。鹌鹑肉不可与菌子同食，发痔。（《饮膳正要》食物相反）

❷ **羊尾**：羊尾富含脂肪，可补虚，润燥，祛风，化毒。治虚劳羸瘦，肌肤枯憔，久痢，丹毒，疮癣。（《中药大辞典》）

《千金食治》载，生脂，止下痢脱肛，去风毒，妇人产后腹中绞痛。《日华子本草》载，治游风并黑䵟。《本草纲目》载，熟脂：主贼风痿痹，辟瘟气，止劳痢，润肌肤。杀虫，治疮癣。入膏药，透肌肉经络，彻风热毒气。

❸ **（白）萝卜**：味甘，温，无毒。主下气消谷，去痰癖，治渴，制面毒。（《饮膳正要》菜品性味）

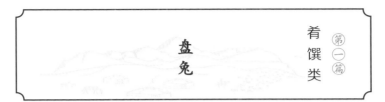

盘兔

肴馔类

第一篇

原文

兔儿二个（切作事件），萝卜二个（切），羊尾子一个（切片），
细料物二钱。

上件，用葱、醋调和，下面丝二两，调和。

译文

兔子两只，初加工后剁成块。白萝卜两根，切块备用。羊尾一条，
切片备用。炖肉香料二钱，备用。（细面条二两，煮熟投凉，备
用。）

以上食材，（下入炒锅中煸炒），加入葱、醋等调味，（加入汤
水炖煮至成熟入味）下入面条拌匀即可。

【主配料】光兔2只、白萝卜2根、羊尾1条等。

【调辅料】炖肉香料8克，葱、醋、盐等调料适量。

【烹调方法】煮。

小试牛刀：
盘兔

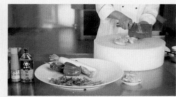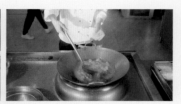

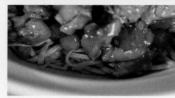

操作步骤

❶ 将光兔洗净，斩切成块，备用。白萝卜、羊尾切色
子大小的丁，备用。

❷ 面粉调制成冷水面团，饧面后，制成细面条，煮熟
捞出，投凉控水备用。

❸ 葱末炝锅，加入白萝卜丁、羊尾丁、兔肉块略煸炒，
加入汤水烧开，加盐、炖肉香料等调料，转小火炖
至成熟入味。

❹ 待兔肉成熟后，浇在面条上出锅装盘即可。（可用
少量时蔬等摆盘）

备注

光兔，即去除头蹄、内脏、皮毛的净肉兔胴体。

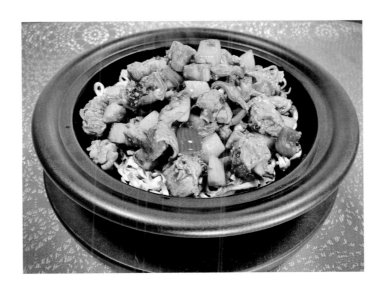

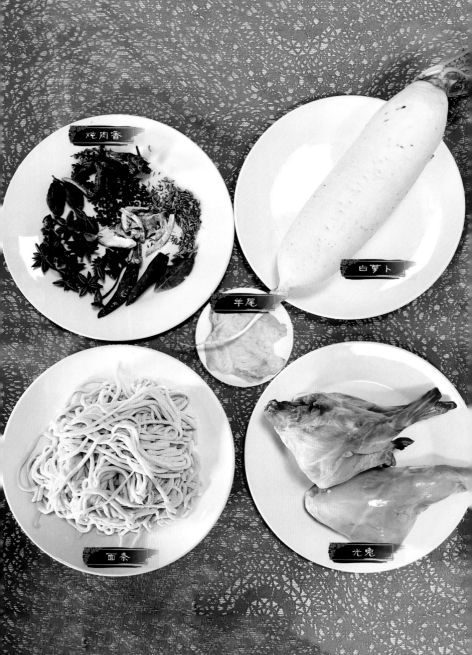

炖肉香

白萝卜

羊尾

面条

光兔

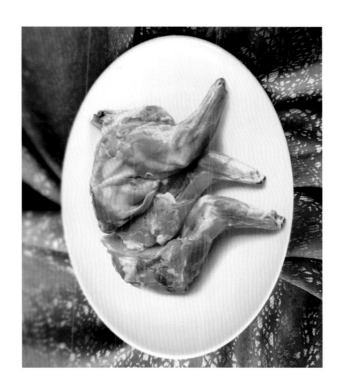

物料属性

兔肉：味辛，平，无毒。补中益气。不宜多食，损阳事，绝血脉，令人痿黄。不可与姜、橘同食，令人患卒心痛。妊娠不可食，令子缺唇。二月不可食，伤神。（《饮膳正要》兽品性味）

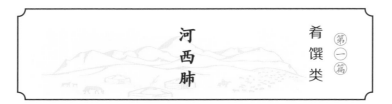

河西肺

肴馔类

第一篇

羊肺一个，韭六斤（取汁），面二斤（打糊），酥油半斤，胡椒二两，生姜汁二合。

上件，用盐调和匀，灌肺，煮熟，用汁浇食之。

羊肺一个，韭菜六斤，榨汁，面粉二斤（与韭菜汁）调成面糊，酥油半斤，胡椒（粉）二两，生姜汁二合。

上述面糊加（酥油、胡椒、生姜汁及）适量盐拌匀，灌入羊肺中，入锅煮熟捞出，（改刀后）浇上生姜汁即可食用。

【主配料】羊肺 1 个、韭菜 650 克、面粉 1300 克。

【调辅料】酥油 315 克、胡椒粉约 80 克、生姜汁约 170 克，盐等适量。

【烹调方法】煮。

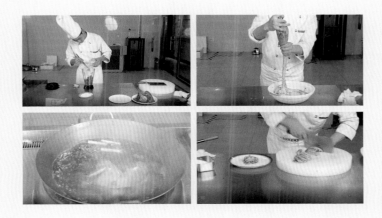

操作步骤

❶ 将羊肺洗净备用，鲜韭菜榨汁备用。

❷ 面粉加韭菜汁调成面糊，再加入酥油、胡椒粉、生姜汁、盐等调料，调和均匀，备用。

❸ 将面粉糊灌入羊肺中，加水下锅，煮熟后捞出。

❹ 改刀后浇生姜汁即可。（可用少量时蔬等摆盘，配蘸汁食用）

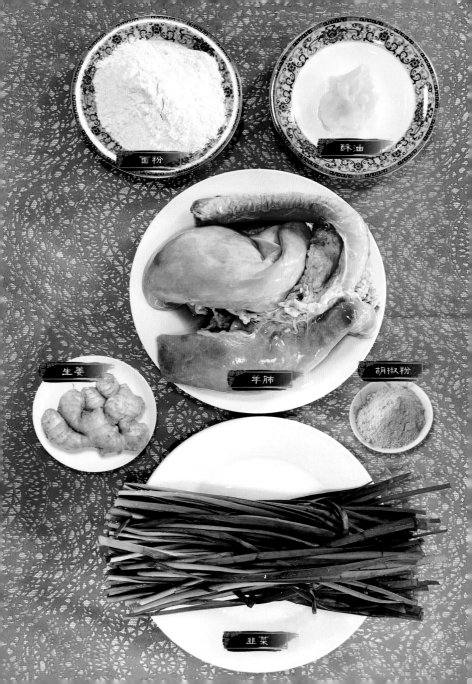

面粉

酥油

生姜

羊肺

胡椒粉

韭菜

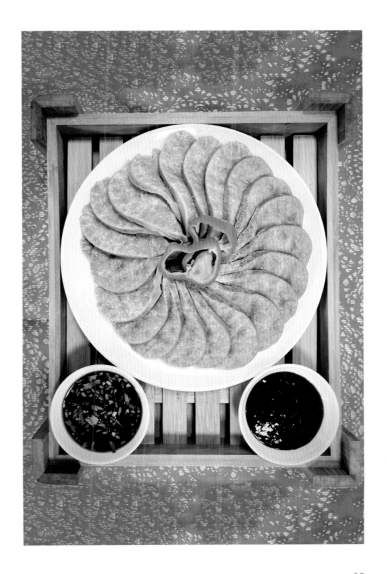

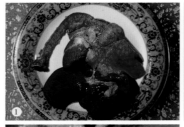

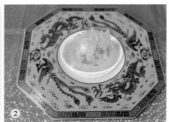

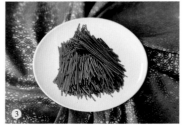

❶ 羊五脏，补人五脏。（《饮膳正要》兽品性味）
《笔记杂著医事别录》载，补肺，主咳嗽。《千金食治》载，
止渴，治小便多，伤中，补虚不足，去风邪。《本草纲目》载，
通肺气，利小便，行水解毒。

❷ 酥油：草原牧民从发酵牛乳中提取的黄油，"牛乳中取净凝，
熬而为酥"。

❸ 韭菜：味辛，温，无毒。安五脏，除胃热，下气，补虚。可
以久食。（《饮膳正要》菜品性味）

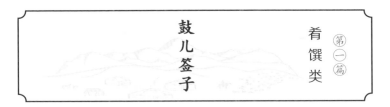

鼓儿签子

肴馔类 第一篇

原文

羊肉五斤（切细），羊尾子一个（切细），鸡子十五个，生姜二钱，葱二两（切），陈皮二钱去白，料物三钱。

上件，调和匀，入羊白肠内，煮熟切作鼓样，用豆粉一斤，白面一斤，藏红花一钱，栀子三钱，取汁，同拌鼓儿签子，入小油炸。

译文

羊肉五斤，切碎；羊尾一条，切碎；鸡蛋十五个；生姜二钱（切末）；葱二两，切（末）；陈皮二钱，去掉白丝（切丝）；炖肉香料三钱。

上述食材，调拌成馅料，混合均匀，灌入羊小肠中，（肠两端扎紧）煮熟，（冷却后）切成鼓样的小段。将一斤豆粉与一斤面粉混合后，拌入用一钱藏红花、三钱栀子浸取的汁液（加适量的盐等调味品）调制成糊，肉肠小段挂糊，用植物油炸熟即成。

【主配料】羊肉约 3000 克、羊尾 1 条、羊小肠适量。

【调辅料】鸡蛋 15 颗，生姜 8 克、葱 80 克、陈皮（去白丝）8 克、豆粉 600 克、面粉 600 克，藏红花 4 克、栀子 12 克（泡水），花椒面、盐、炖肉香料等适量。

【烹调方法】酿、酥炸。

小试牛刀：
鼓儿签子

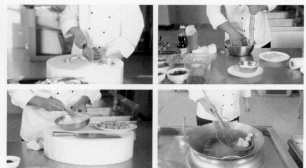

操作步骤

❶ 将羊肉剁碎，羊尾剁碎，葱姜切末，羊小肠洗净
备用。

❷ 将羊肉、羊尾、葱、生姜、陈皮、鸡蛋液和盐等拌
成肉馅，灌入羊小肠内，两端扎口，入水煮熟，切
成鼓状肉段。

❸ 用豆粉、面粉、藏红花和栀子水调制成糊。

❹ 鼓状肉段挂糊炸至金黄捞出，装盘。（可用少量时
蔬等摆盘）

备注

1. 宋元时期的"签菜",并非竹签穿插而成,"签,篙笼也",
   是指把原料像筷筒一样包拢起来制作的菜,近似现代的"酿"
   菜。
2. 羊白肠,宋元时期指羊大、小肠,结合文意,本菜选用小肠
   烹制比较适宜。

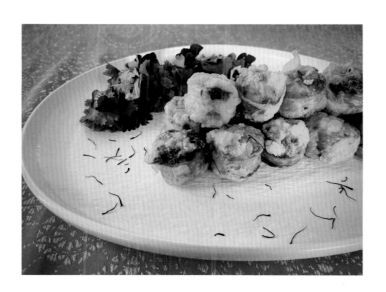

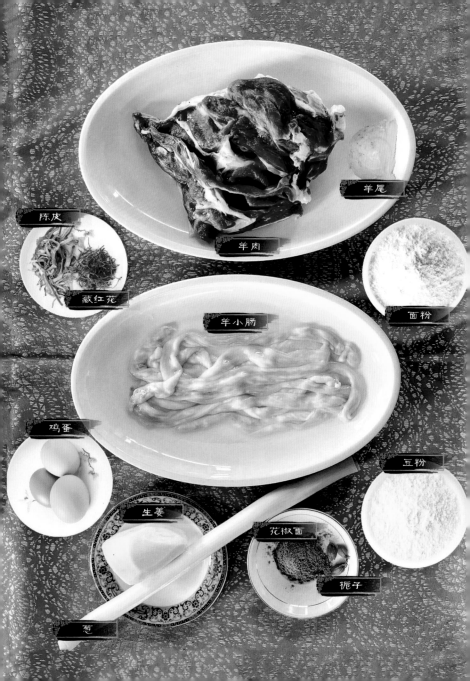

陈皮

藏红花

羊尾

羊肉

面粉

羊小肠

鸡蛋

豆粉

生姜

花椒面

栀子

葱

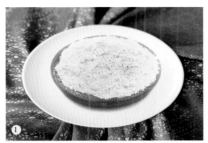

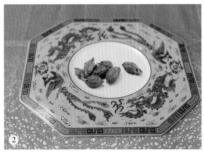

物料属性

❶ 豆粉（大豆）：味甘，平，无毒。杀鬼气，止痛，逐水，除
胃中热，下瘀血，解诸药毒。作豆腐即寒而动气。（《饮膳
正要》米谷性味）

❷ 栀子：味苦，寒，无毒。主五内邪气，疗目赤热，利小便。（《饮
膳正要》料物性味）

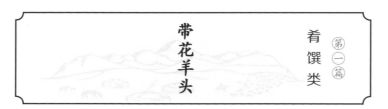

带花羊头

肴馔类 第一篇

羊头三个（熟切），羊腰四个，羊肚肺各一具（煮熟切，蘸胭脂染），生姜四两，糟姜二两（各切），鸡子五个（作花样），萝卜三个（作花样）。

上件，用好肉汤炒，葱、盐、醋调和。

羊头三个，（初加工后）煮熟，（剥剔羊头肉，）切片。羊腰四个。羊肚、羊肺各一具，煮熟切片，（攒拼起来，）用胭脂（花）浸染上色。生姜四两、糟姜二两，各切片。鸡蛋五个，烹制成花样。白萝卜三个，切做花形。

葱末炝锅，加入肉汤，将上述食材下入锅中烹炒，盐、醋调味即成。

【主配料】羊头3个、羊腰4个、羊肺1具、羊肚1具。

【调辅料】胭脂（花）适量、生姜160克、糟姜80克、鸡蛋5个、白萝卜3根，葱末、盐、醋、小茴香、花椒等适量。

【烹调方法】扒。

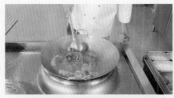
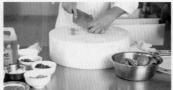

小试牛刀：
带花羊头

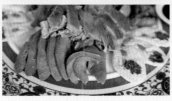

操作步骤

❶ 羊肉经褪毛、刮洗等预处理后，下锅煮熟，剔肉切片，备用。羊腰、羊肺、羊肚预处理后，下锅煮熟，切片码入盘中，撒胭脂（花）染色，备用。

❷ 生姜、糟姜切片，备用。

❸ 鸡蛋打散，可加盐调味，倒入小羹匙中蒸成花瓣状，摆在羊腰、羊肺、羊肚四周，呈花朵状。

❹ 白萝卜洗净去皮，制成花样，可切成花朵状的片，备用。

❺ 炒锅上火，炝炒葱末，加入适量羊汤，用盐、醋调味，下入羊头肉和萝卜花，翻炒入味后，盛于羊腰、羊肺、羊肚之上即可上桌。（可用少量时蔬摆盘）

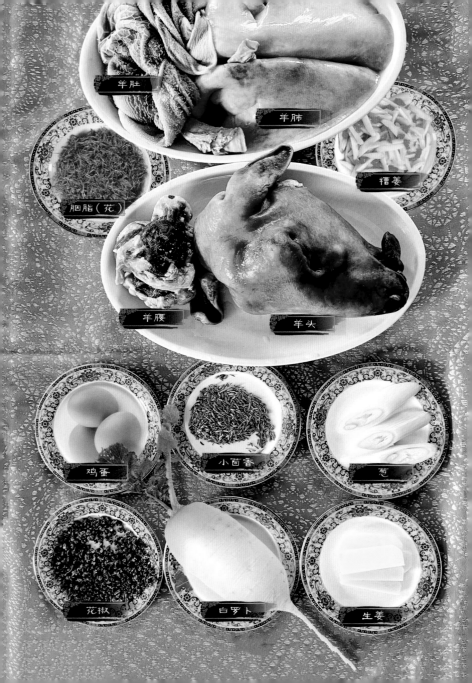

羊肚

羊肺

糟姜

胭脂（花）

羊腰

羊头

鸡蛋

小茴香

葱

花椒

白罗卜

生姜

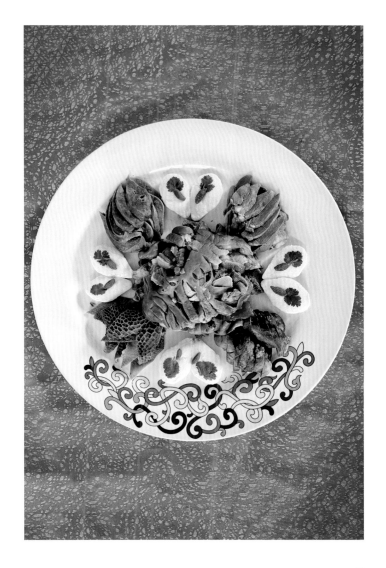

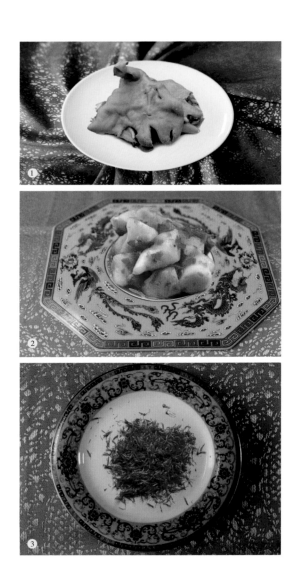

物 料 属 性

❶ 羊头：性凉，治骨蒸，脑热，头眩，瘦病。（《饮膳正要》兽品性味）

❷ 糟姜：食用糟姜，古已有之，特别是宋朝，更是普遍，并屡屡出现在宋人的诗文中，贺铸诗曰："糟姜三盏酒，柏烛一瓯茶。"可见，诗人贺铸不仅把糟姜作为下酒的妙物，而且认为以糟姜佐酒，是一件风雅的事情。

宋人不仅自己食用糟姜，而且还以此为佳品，赠送他人。梅尧臣的《答刘原甫寄糟姜》就盛赞送糟姜之美，"无筋燕王笑，有味三间羞。寄入翰林席，圣以不撤忧。又寄蓬门下，作赋谁肯休"。这几句诗，不仅写了所制糟姜的脆生、味美，更写出了宋代人对其赞不绝口的喜爱。

因糟姜如此之味美和受欢迎，很自然地成为朝廷的贡品。范成大《吴郡志》中记载，宋代进贡的土特产中，有白墡、柑、橘、咸酸果子、海味、鱼肚、糟姜。

❸ 胭脂：味辛，温，无毒。主产后血运，心腹绞痛，可敷游肿。（《饮膳正要》·料物性味）胭脂即红花，中药材，别名红蓝、红草花，为菊科植物红花的花。5 月底至 6 月中下旬当花瓣由黄变红时采摘管状花，晒干、阴干或烘干。活血通经，祛瘀止痛。主治经闭，癥瘕，产后瘀阻腹痛，跌打损伤。（《中药大辞典》）

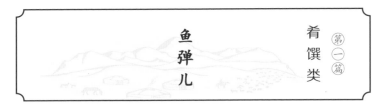

鱼弹儿

肴馔类

第一篇

大鲤鱼十个（去皮、骨、头、尾），羊尾子二个（同剁为泥），
生姜一两（切细），葱二两（切细），陈皮末三钱，胡椒末一两，
哈昔泥二钱。

上件，下盐，入鱼肉内拌匀，丸如弹儿，用小油炸。

大鲤鱼 10 条，（初加工后）去掉皮、骨、头、尾。羊尾两条，（与
净鱼肉）一同剁成肉泥。生姜一两、葱二两，各切成末。陈皮末
三钱，胡椒末一两，哈昔泥二钱。

上述调味品，同适量的盐加入鱼蓉中搅匀，挤成肉丸，用植物油
炸熟即成。

【主配料】大鲤鱼 10 条、羊尾 2 条。

【调辅料】生姜 40 克、葱 80 克、陈皮 12 克、胡椒面 40 克、
哈昔泥（阿魏）8 克，盐和植物油等适量。

【烹调方法】炸。

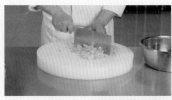 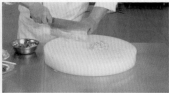

小试牛刀：
鱼弹儿

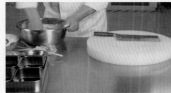 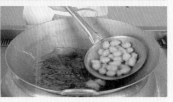

操作步骤

❶ 鲤鱼经预处理后，去掉头、尾、骨、皮，出净肉与
羊尾一同斩切成泥，打入适量清水拌匀，备用。

❷ 姜、葱、陈皮切末，备用。

❸ 加盐及其他调辅料调制鱼蓉。

❹ 油锅上火，加入植物油，烧至 180～200 ℃，将鱼
蓉挤成鱼丸，逐个下入锅中炸熟，即可上桌。（可
用少量时蔬摆盘）

1. 建议调辅料中加入适量鸡蛋和淀粉，以改善鱼蓉的胶性和黏性，使成品形态饱满。
2. 炸制鱼丸，应先低温炸熟，再高温复炸一遍。
3. 本例按原文推算用料数量，实际操作中可自行缩放比例。

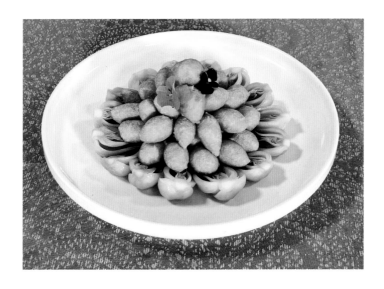

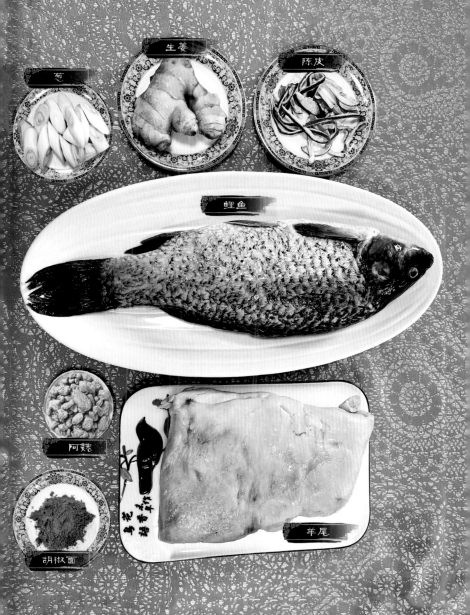

葱　　生姜　　陈皮

鲤鱼

阿魏

胡椒面　　羊尾

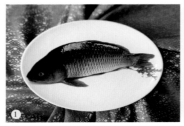 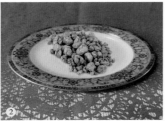

物 料 属 性

❶ 鲤鱼：味甘，寒，有毒。主咳逆上气，黄疸，止渴，安胎。
治水肿，脚气。天行病后不可食，有宿瘕者不可食。（《饮
膳正要》鱼品性味）

❷ 哈昔泥：味辛，温，无毒。主杀诸虫，去臭气，破癥瘕，下
恶除邪，解蛊毒。即阿魏。（《饮膳正要》·料物性味）
阿魏广泛分布于中亚和地中海沿岸，中国新疆、内蒙古一带
也有分布。目前只有少量自产，主要是从伊朗或阿富汗进口。
在伊朗等原产地，阿魏主要分为两个品种，即甜阿魏和苦阿魏，
甜阿魏用于烹饪和食用，苦阿魏入药。

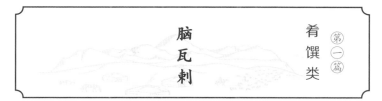

脑瓦剌

肴馔类

第一篇

原文

熟羊胸子二个（切薄片），鸡子二十个（熟）。

上件，用诸般生菜，一同卷饼。

译文

煮熟的羊胸脯二个，（剔骨）切成薄片。鸡蛋二十个，煮熟。

上述食材佐以各种可生食的新鲜菜蔬，一同用饼卷起即可食用。

【主配料】羊胸2副、鸡蛋20个、新鲜蔬菜（如生菜、香菜、萝卜、白菜等）适量。

【调辅料】花椒、白芷、香味、蘸料等适量。

【烹调方法】卷。

小试牛刀：
　脑瓦剌

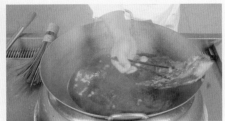

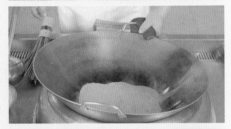

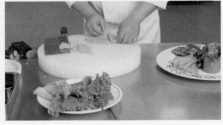

操作步骤

❶ 将羊胸煮熟，剔肉切薄片，备用。

❷ 鸡蛋煮熟或煎成蛋饼，改刀备用。

❸ 用烙饼包裹羊胸、鸡蛋和蔬菜，卷成卷饼即可食用。

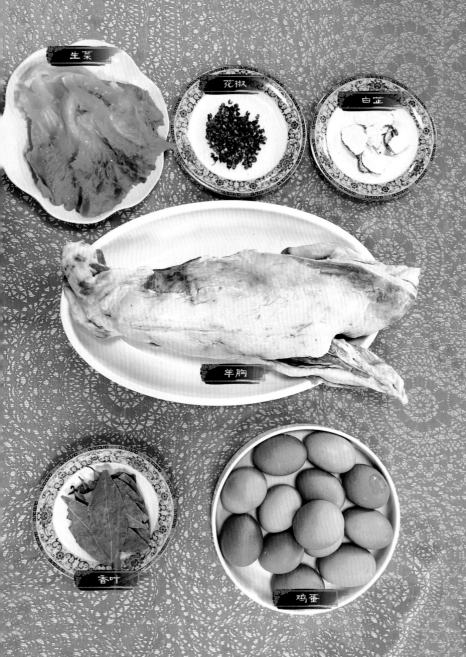

生菜

花椒

白芷

羊胸

香叶

鸡蛋

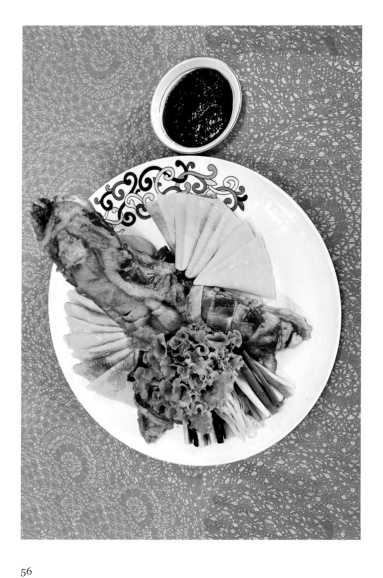

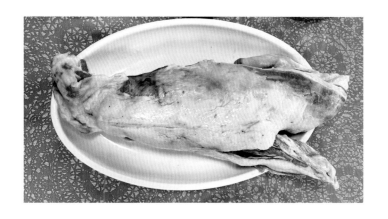

羊髓（附羊胸）：羊胸，由胸骨及羊髓组成。羊髓，味甘，温。
主治男女伤中，阴气不足，利血脉，益经气。（《饮膳正要》
兽品性味）

羊胸肉质肥、嫩、脆，香而不腻。旧时，蒙古族人常用羊胸
来祭祀神灵，宴席中羊胸是敬献贵宾和尊长的佳品。出嫁女
回娘家，娘家人也常以羊胸款待。

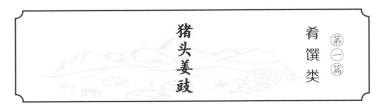

猪头姜豉

肴馔类

（第一篇）

猪头二个（洗净，切成块），陈皮二钱（去白），良姜二钱，小椒二钱，官桂二钱，草果五个，小油一斤，蜜半斤。

上件，一同熬成，次下芥末炒，葱、醋、盐调和。

猪头二个，处理干净，剔骨出肉，切成块；陈皮二钱，去掉白丝；良姜二钱；花椒二钱；桂皮二钱；草果五个；植物油一斤；蜂蜜半斤。

上述食材，一同下锅加水熬煮，（待汤汁浓缩，肉熟烂后）下入芥末翻炒，加葱、醋、盐调味。

【主配料】猪头 2 个。

【调辅料】陈皮（去白丝）8 克、良姜 8 克、花椒 8 克、桂皮 8 克、草果 5 个、植物油 650 克、蜂蜜 315 克，葱、醋、生姜、葱、盐、豆蔻、芥末粉、香辛料等适量。

【烹调方法】熟炒。

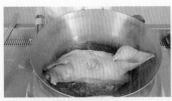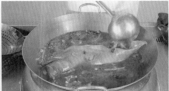

小试牛刀：
猪头姜豉

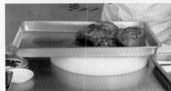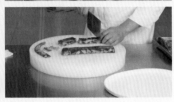

操作步骤

❶ 猪头预处理后，洗净，剔骨出肉，切成块，备用。陈皮、
良姜、花椒、桂皮、草果等制作料包。

❷ 锅上火，放入植物油、蜂蜜、猪头肉翻炒上色后，
加入大量清水，以没过猪头肉为度。烧开后撇去浮沫，
转小火，加入料包，卤煮至汤汁浓稠、肉质软烂。

❸ 加入芥末粉炒拌均匀，再下入葱、醋、盐等调味，
冷却 24 小时。

❹ 冷却成型后改刀即成。（可用少量时蔬摆盘）

备注

"姜豉"是从唐宋时期开始流传于世的一种肴馔。此菜因以姜调味，多用富含胶质的动物食材熬制而成，肉质浓烂，汤汁凝练，汤色似豆豉而得名，接近皮冻类菜肴。

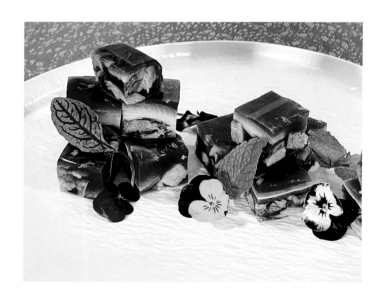

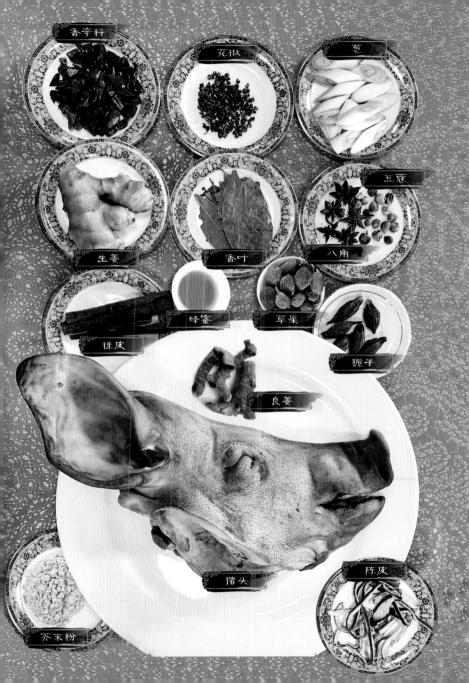

香辛料

花椒

葱

生姜

香叶

豆蔻

八角

蜂蜜

草果

桂皮

栀子

良姜

猪头

陈皮

芥末粉

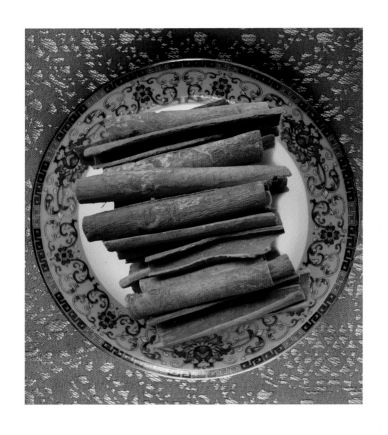

官桂（肉桂）：味甘辛，大热，有毒。治心腹寒热，冷痰，利肝肺气。（《饮膳正要》料物性味）

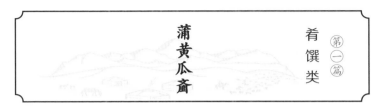

净羊肉十斤（煮熟，切如瓜齑），小椒一两，蒲黄半斤。

上件，用细料物一两，盐同拌匀。

净羊肉十斤，煮熟，切成瓜齑样的小块，花椒一两，蒲黄半斤。

上述食材，加一两香料末、盐，一同调拌均匀。

【主配料】羊腿肉 6500 克等。

【调辅料】花椒面 40 克、蒲黄 315 克、佐羊肉的香料粉
40 克，盐、生姜等适量。

【烹调方法】拌。

小试牛刀：
蒲黄瓜齑

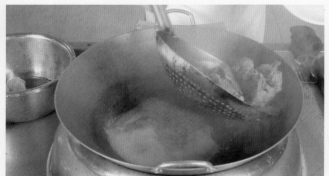

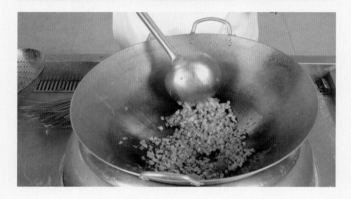

（操作步骤）

❶ 将净羊肉煮熟，捞出后切碎，备用。

❷ 花椒面、蒲黄、盐和香料粉与碎肉拌匀即可。（可用腌乳瓜、时蔬等摆盘）

备注

瓜齑，指切碎的瓜果蔬菜腌渍品。

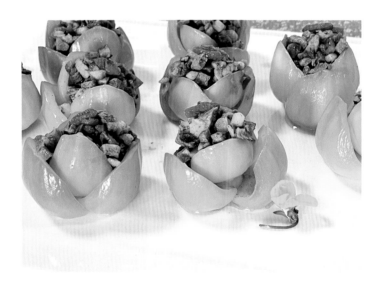

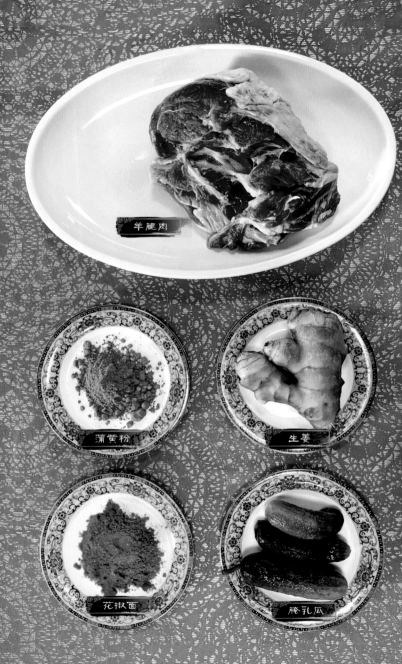

羊腿肉

蒲黄粉

生姜

花椒面

腌乳瓜

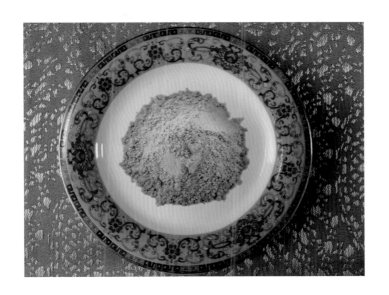

 物料属性

　　蒲黄：味甘，平，无毒。治心腹寒热，利小便，止血疾。(《饮
膳正要》料物性味)

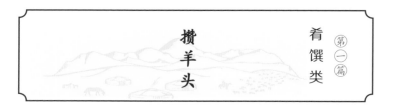

攒羊头

肴馔类（第一篇）

羊头五个（煮熟攒），姜末四两，胡椒一两。

上件，用好肉汤炒，葱、盐、醋调和。

净羊头五个，煮熟后，剔取羊头肉，改刀切片后在盛器中码放整
齐；姜末四两；胡椒（粉）一两。

（炒锅上火，）下入姜末、胡椒炝锅，加适量高汤，用葱、盐、
醋调和味道，加入切好的羊头肉（烧沸后翻炒即成）。

【主配料】羊头 5 个。

【调辅料】生姜 160 克、胡椒（粉）40 克，盐、醋、葱、
白芷、香叶、小茴香、花椒、豆蔻等适量。

【烹调方法】扒或煮。

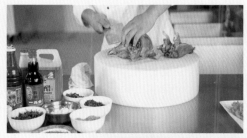

小试牛刀：
攒羊头

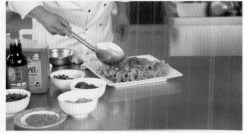

操作步骤

❶ 将羊头预处理后，下入锅中加水煮熟，剔取羊头肉，切片，整齐地码放在盘内。

❷ 扒制烹法：炒锅上火，炝香姜末、葱末，加入羊肉汤，胡椒、盐、醋调味，将汤汁烧开，推入切好的羊头肉，略烧后，即可出锅装盘。

❸ 白煮烹法：炒锅上火，炝香姜末、葱末，加入羊肉汤，胡椒、盐、醋调味，将炒好的料汁倒入碗中随羊头肉一同上桌，或将汁浇在羊头肉上亦可。

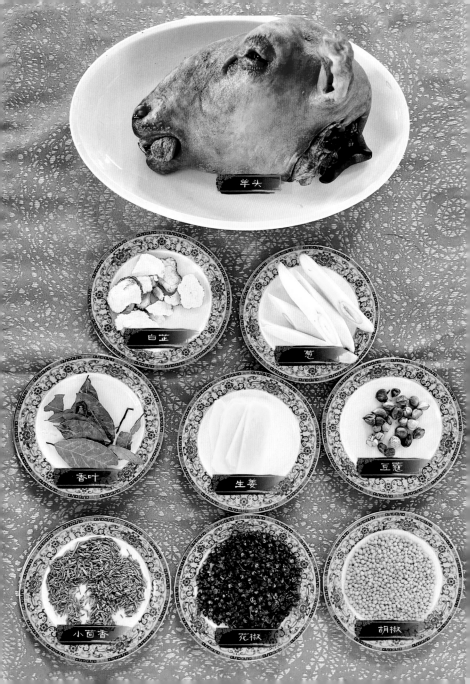

羊头

白芷

葱

香叶

生姜

豆蔻

小茴香

花椒

胡椒

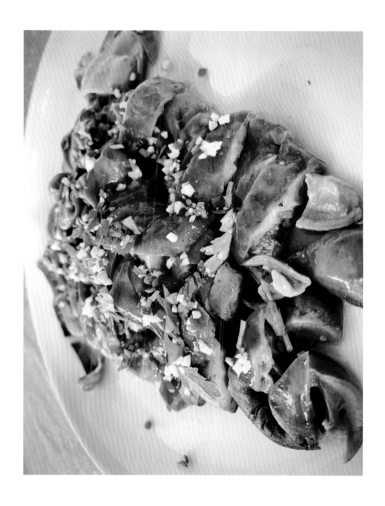

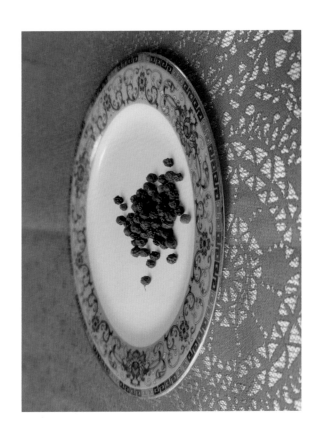

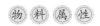

胡椒：味辛，温，无毒。主下气，除藏腑风冷，去痰，杀肉毒。
（《饮膳正要》料物性味）

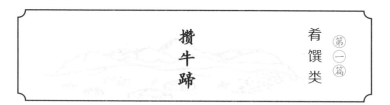

攒牛蹄

肴馔类

（第一篇）

马蹄、熊掌、牛蹄各一副（煮熟，攒），姜末二两。

上件，用好肉汤同炒，葱、盐调和。

将马蹄、熊掌、牛蹄各一副（四只），初加工整理干净后，煮熟，剔肉出骨，改刀切片后在盛器内码放整齐。姜末二两。（炒锅上火）下入姜末、葱末炝锅，加适量高汤，加入码好的肉片，用葱、盐调和味道（，烧沸后翻炒即成）。

【主配料】牛蹄4只。

【调辅料】生姜80克，葱、盐、小茴香、八角、白芷、香叶、花椒、豆蔻、桂皮、高汤等适量。

【烹调方法】扒或煮。

73

小试牛刀：
攒牛蹄

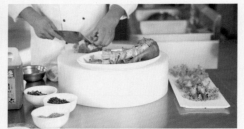

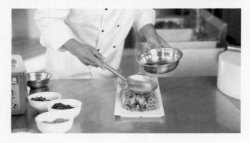

操作步骤

❶ 将牛蹄预处理后，下入锅中加水煮熟，剔取牛蹄肉，
切片，整齐地码放在盘内。

❷ 扒制烹法：炒锅上火，炝香姜末、葱末，加入高汤，
胡椒、盐、醋调味，将汤汁烧开，推入码好的牛蹄肉，
略烧后，即可出锅装盘。

❸ 白煮烹法：炒锅上火，炝香姜末、葱末，加入高汤，
胡椒、盐、醋调味，将炒好的料汁倒入碗中随牛蹄
肉一同上桌，或将料汁浇在牛蹄肉上亦可。（可用
少量时蔬垫底）

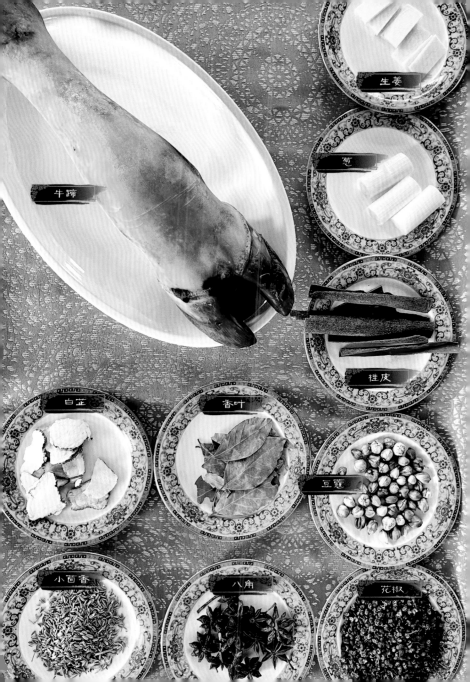

牛蹄

生姜

葱

桂皮

白芷

香叶

豆蔻

小茴香

八角

花椒

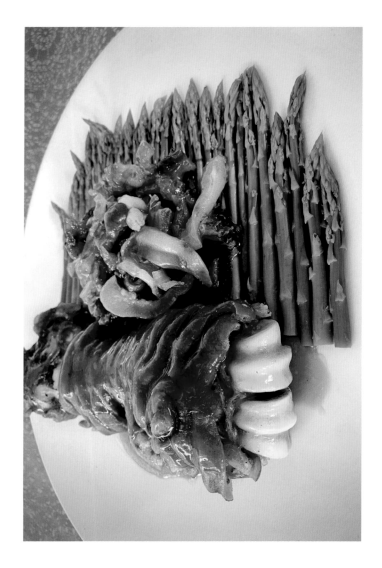

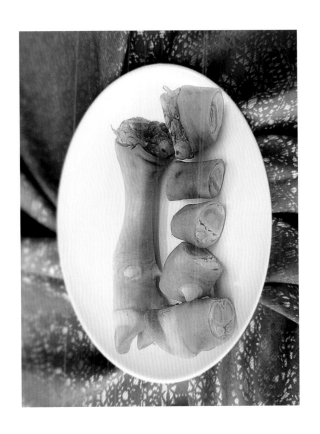

牛蹄：清热止血，利水消肿。主风热，崩漏，水肿，小便涩少。
（《中华本草》）

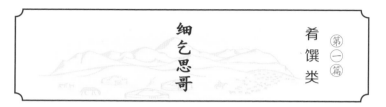

细乞思哥

肴馔类（第一篇）

羊肉一脚子（煮熟，切细），萝卜二个（熟，切细），羊尾子一个（熟切），哈夫儿二钱。

上件用好肉汤同炒，葱调和。

半扇羊肉，煮熟，剔骨取肉，切碎；白萝卜两个，煮熟，切碎；羊尾一条，煮熟，切碎；哈夫儿二钱。

（炒锅上火，加入底油）下葱花炝锅，下入上述食材煸炒，加适量的高汤，调和味道，翻炒出锅。

【主配料】半扇羊肉、白萝卜2根、羊尾1条。

【调辅料】哈夫儿8克，葱、生姜、高汤、盐等调料。

【烹调方法】熟炒。

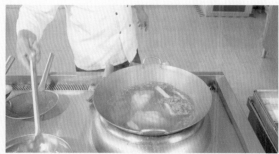

小试牛刀：
细乞思哥

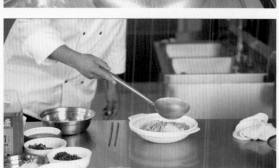

操作步骤

❶ 将半扇羊肉煮熟，捞出剔肉，切碎备用。白萝卜煮熟，切碎备用。羊尾煮熟，切碎备用。

❷ 炒锅上火，加入底油，炝香葱末，将羊肉末、白萝卜末、羊尾末和哈夫儿一同下入锅中，略炒后，加入适量高汤和盐调味，烧至肉质软烂即可出锅。（可用少量时蔬等摆盘）

79

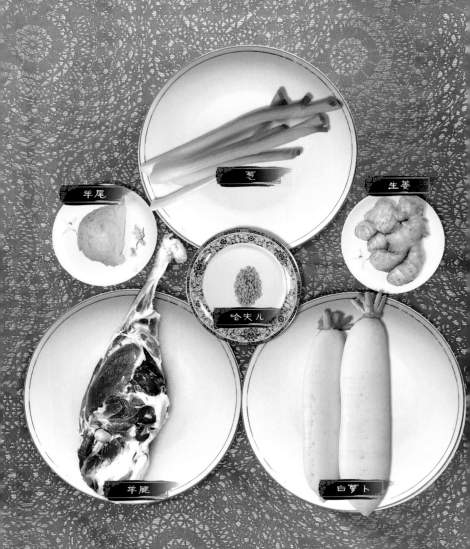

葱

生姜

羊尾

哈夫儿

羊腿

白萝卜

备注

1. 细乞思哥，肉糜的意思。
2. 哈夫儿，调料芸香，又称七里香、千里香。

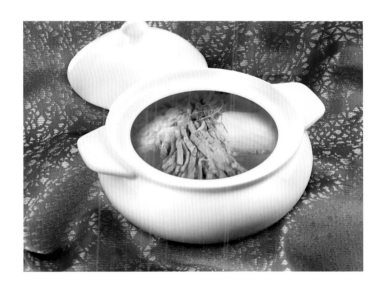

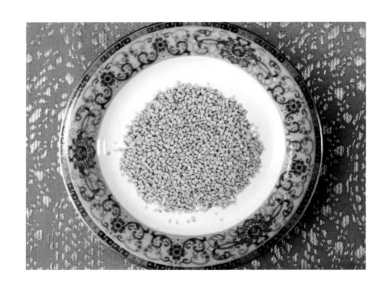

哈夫儿：据考证，哈夫儿汉译为芸香，是一种多年生草本植物，
    全草有香气。《梦溪笔谈》载，古人藏书辟蠹用芸。芸，香草也。
    今人谓之七里香者是也。《现代汉语词典》释芸香：多年生
    草本植物，茎直立，叶子羽状分裂，裂片长圆形，花黄色，
    结蒴果。全草有香气，可入药。
    胡芦巴，豆科植物胡芦巴的种子，别名是芸香草、芸香、香草、
    苦朵菜、苦草、香苜蓿。（《本草药名汇考》）

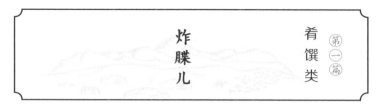

炸脿儿

肴馔类 第一篇

原文

炸脿儿二个（卸成各一节），哈昔泥一钱，葱一两（切细）。

上件，用盐一同腌拌，少时，入小油炸熟。次用藏红花二钱，水浸汁，下料物、芫荽末，同糁拌。

译文

羊细项（颈骨）两根，按骨节卸成段，哈昔泥一钱；葱一两，切成末。

上述食材，用适量的盐拌匀，腌制片刻，下入油锅内炸熟。再用二钱藏红花浸出液，将适量的香料粉、芫荽（香菜）末与米饭一同拌在炸熟的羊细项上即成。

古法新做

【主配料】羊脖 2 根。

【调辅料】哈昔泥（阿魏）4 克、葱末 40 克、藏红花 8 克，盐、炖肉调料、香菜、米饭、植物油等适量。

【烹调方法】炸。

小试牛刀：
炸脿儿

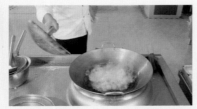

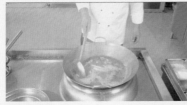

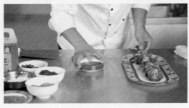

操作步骤

❶ 将羊脖从骨节处切开，切成小段，加哈昔泥（阿魏）、
  葱末、盐拌匀腌制。

❷ 藏红花泡水，在浸出液中加入香料粉、香菜末、米
  饭掺匀，制成蘸汁。

❸ 油锅上火，倒入植物油烧热，将腌好的骨肉下入炸熟，
  装盘，随蘸汁一同上桌即可。（可用少量时蔬摆盘）

备注

1. 胙，字义为薄切肉，即薄肉片的意思。系细项应为脖颈，结合文意推测，炸䐑儿的主料应为羊颈骨。
2. 糁，此处指米饭。

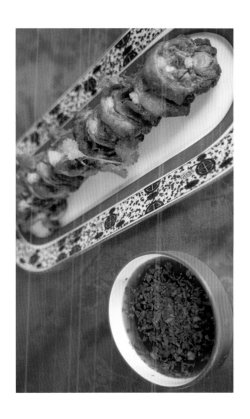

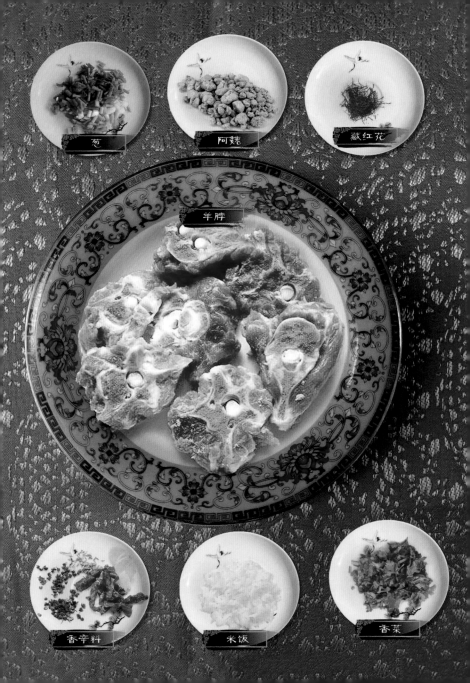

葱

阿魏

藏红花

羊脖

香辛料

米饭

香菜

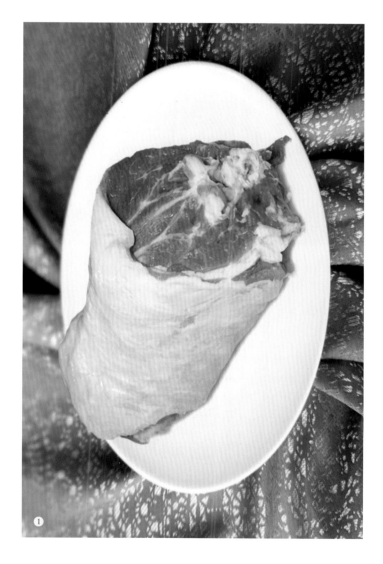

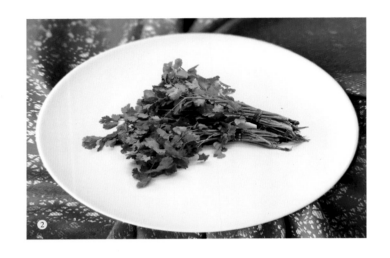

② 物 料 属 性

❶ **羊脖**：肉质较细嫩紧致且营养丰富，具有补肾壮阳、补血益气、温中开胃等多种功效。

羊脖"活肉"多，肉质瘦嫩，不腥不膻，肉虽不多但香味浓郁，烧烤更加香美，焖煨亦佳。

❷ **芫荽（香菜）**：味辛，温，微毒。消谷，补五藏不足，通利小便。一名胡荽。（《饮膳正要》菜品性味）

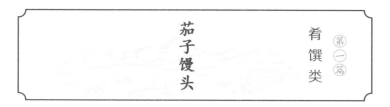

茄子馒头

肴馔类 第一篇

羊肉、羊脂、羊尾子、葱、陈皮（各切细），嫩茄子去瓤。
上件，同肉作馅，放入茄子内蒸，下蒜酪、香菜末，食之。

（适量的）羊肉、羊油、羊尾、葱、陈皮，分别切成细末，把嫩
茄子（切下顶盖，从顶部向下）挖去内瓤。
上述食材（下入适量的盐）拌和均匀，制成肉馅，（填入到去
掉茄盖的茄子内，）放入笼屉中蒸熟，用蒜泥、乳酪和香菜末
佐食。

【主配料】羊腿肉 200 克、羊油 50 克、羊尾 100 克、（长）
茄子 3 根等。

【调辅料】葱 20 克、陈皮 10 克、生姜 20 克，香料粉、
盐、蒜、乳酪、香菜等适量。

【烹调方法】蒸。

89

小试牛刀：
茄子馒头

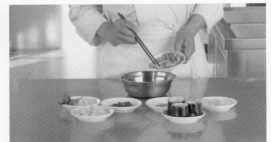

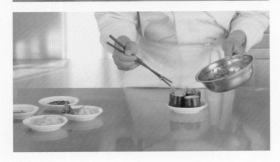

操作步骤

❶ 羊肉剁碎，葱、姜、陈皮择洗干净，切末，与羊肉调制成肉馅，加盐、香料粉等调味。

❷ 茄子掏去内瓤，酿入肉馅，制成茄盒，逐个做完。

❸ 蒸锅上火，放入茄盒，蒸熟后取出，配蒜泥、乳酪和香菜末等制成的蘸汁佐食。

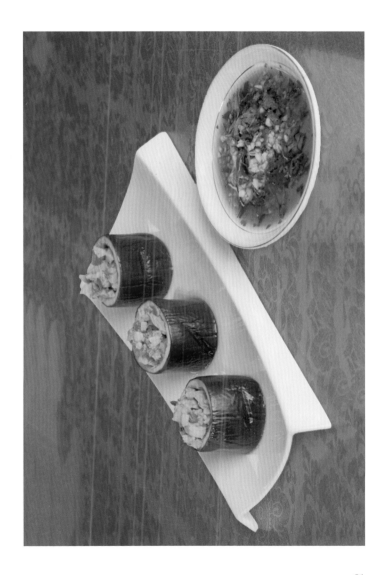

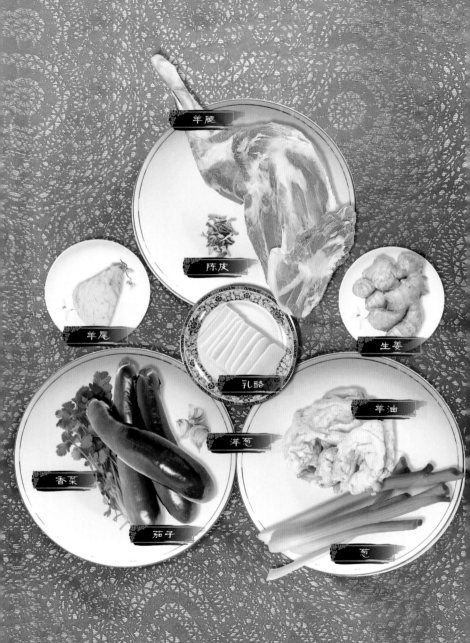

羊腿

陈皮

羊尾

生姜

乳酪

羊油

香菜

洋葱

茄子

葱

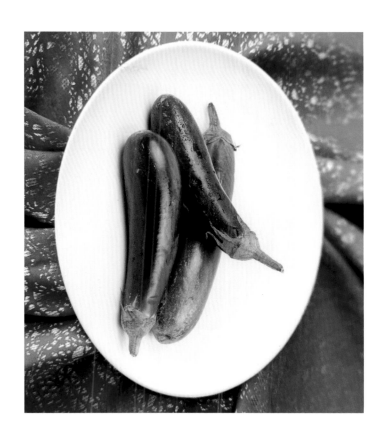

 物料属性

茄子：味甘，寒，有小毒。主动风、发疮及痼疾，不可多食。
（《饮膳正要》菜品性味）

第二篇

汤粥类

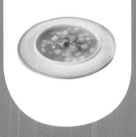

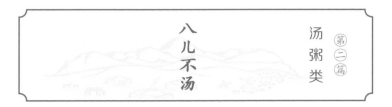

八儿不汤

汤粥类

（第二篇）

补中，下气，宽胸膈。

羊肉一脚子（卸成事件），草果五个，回回豆子半升（捣碎，去皮），萝卜二个。

上件，一同熬成汤，滤净，汤内下羊肉，切如色数大，熟萝卜切如色数大，藏红花一钱，姜黄二钱，胡椒二钱，哈昔泥半钱，芫荽叶、盐少许，调和匀，对香粳米干饭食之，入醋少许。

对中焦脾胃有补益作用，下气，宽胸利膈。

半扇羊肉，卸割成块；草果五个；回回豆子半升，捣碎，去掉豆皮；萝卜两个。

上述食材，一同下锅加水熬煮高汤，将汤汁滤净。在汤内加入切成色子大小的羊肉和煮熟的萝卜、藏红花一钱、姜黄二钱、胡椒粉二钱、哈昔泥（阿魏）半钱，少许香菜、盐，调和均匀，就着香粳米饭吃，吃时可加入醋佐餐。

【主配料】 半扇羊肉、羊肉 500 克、鹰嘴豆 270 克、白萝卜 2 根，香粳米饭等适量。

【调辅料】 草果 5 个、藏红花 4 克、姜黄 8 克、胡椒粉 8 克、哈昔泥（阿魏）2 克，香菜、盐等适量。

【烹调方法】 熬。

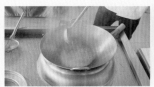
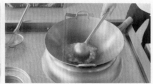

小试牛刀：
八儿不汤

操作步骤

❶ 将羊肉切块备用，鹰嘴豆洗净去皮捣碎，香菜洗净切末。

❷ 将羊肉下锅煮沸，撇去浮沫，加入草果、鹰嘴豆转小火煮至羊肉成熟，滤清汤汁，余汤留作他用。

❸ 香粳米制成米饭备用。

❹ 将羊肉、白萝卜切成色子大小的丁，白萝卜丁煮熟备用。

❺ 滤清的汤汁内加羊肉丁煮沸，下入白萝卜丁、藏红花、姜黄、胡椒粉、哈昔尼（阿魏）、香菜、盐适量，调匀后与米饭一同上桌，淋入少许醋后即可。（可用少量时蔬摆盘）

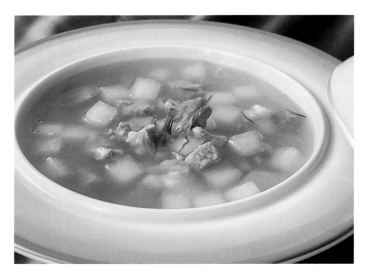

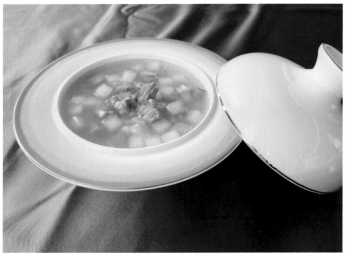

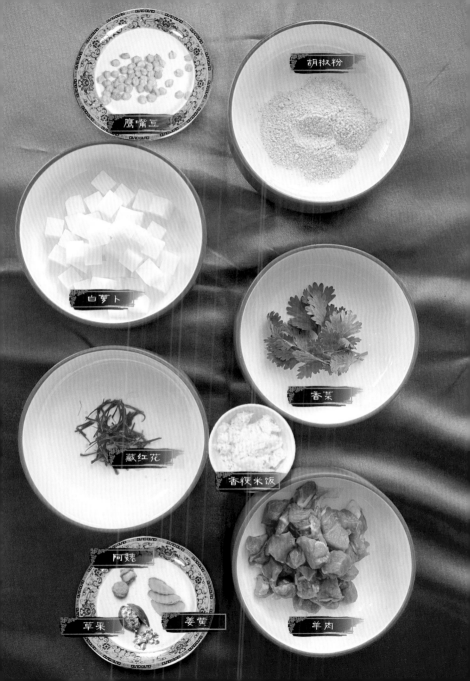

鹰嘴豆

胡椒粉

白萝卜

香菜

藏红花

香粳米饭

阿魏

草果　　姜黄

羊肉

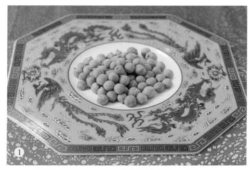

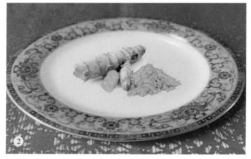

❶ 回回豆子（鹰嘴豆）：味甘，无毒。主消渴。勿与盐煮食之。
出在回回地面，苗似豆，今田野中处处有之。（《饮膳正要》
米谷性味）

❷ 姜黄：味辛苦，寒，无毒。主心腹结积，下气破血，除风热。
（《饮膳正要》料物性味）

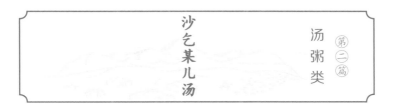

沙乞某儿汤

汤粥类

第二篇

补中，下气，和脾胃。

羊肉一脚子（卸成事件），草果五个，回回豆子半升（捣碎，去皮），沙乞某儿五个（系蔓菁）。

上件，一同熬成汤，滤净，下熟回回豆子二合，香粳米一升。熟沙乞某儿切如色数大，下事件肉，盐少许，调和令匀。

对中焦脾胃有补益作用，下气，缓解脾胃不和。

半扇羊肉，卸割成块；草果5个；回回豆子半升，捣碎去掉豆皮；沙乞某儿即蔓菁5个。

上述食材，一同下锅加水熬制成高汤，将汤汁滤净。在肉汤内下熟回回豆子二合、香粳米一升，下入熟的切成色子大小块的蔓菁、煮熟切成小块的羊肉、少许盐，调和均匀即可。

【主配料】半扇羊肉、鹰嘴豆270克、蔓菁5个、香粳米750克。

【调辅料】草果5个，盐等适量。

【烹调方法】熬。

小试牛刀：
沙乞某儿汤

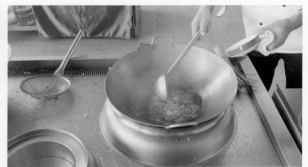

操作步骤

❶ 将羊骨肉切块备用，鹰嘴豆洗净，捣碎去皮。

❷ 将羊骨肉下锅煮沸，撇去浮沫，加入草果、鹰嘴豆，转小火煮至羊肉成熟，滤清汤汁（余汤留作他用）。

❸ 捞出汤内的羊肉切丁，蔓菁切丁、煮熟后捞出备用。

❹ 肉汤内加熟鹰嘴豆和香粳米煮粥，加盐适量和蔓菁丁、肉丁调匀后即可上桌。

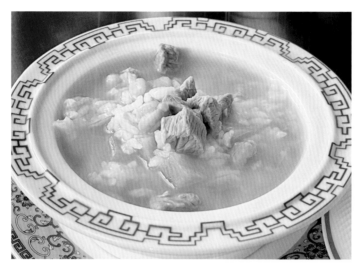

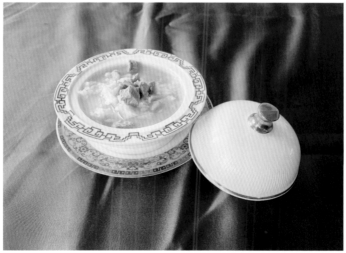

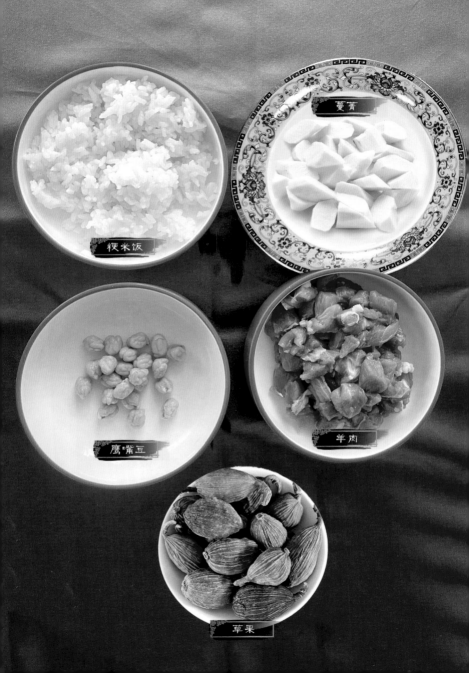

粳米饭

蔓菁

鹰嘴豆

羊肉

草果

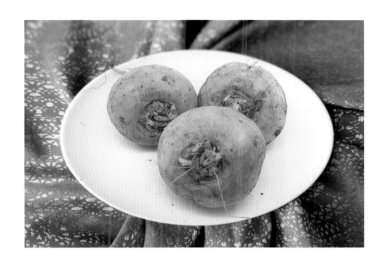

芜菁：中药名，又名蔓菁，为十字花科芸薹属植物芜菁的根或叶，全国各地均有栽培，具有消食下气，解毒消肿的功效。主治宿食不化，心腹冷痛，咳嗽，疔毒痈肿。

蔓菁，味苦，温，无毒。主利五脏，轻身，益气。蔓菁子明目。（《饮膳正要》菜品性味）

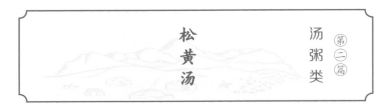

松黄汤

汤粥类（第二篇）

补中益气，壮筋骨。

羊肉一脚子（卸成事件），草果五个。回回豆子半升（捣碎，去皮）。上件，同熬成汤，滤净，熟羊胸子一个，切作色数大，松黄汁二合，生姜汁半合，一同下炒，葱、盐、醋、芫荽叶，调和匀。对经卷儿食之。

（松黄汤）补中益气，强壮筋骨。

半扇羊肉，卸割成块；草果五个；回回豆子半升，捣碎，去掉豆皮。上述食材，一同下锅加水熬制高汤，把汤汁滤净。将煮熟的羊胸切成色子大小的肉丁，与二合松黄汁、半合生姜汁一同入锅炒，（倒入滤净的肉汤，）加入葱末、盐、醋、香菜，调和均匀，用卷饼佐食。

【主配料】半扇羊肉、羊胸200克、鹰嘴豆270克等。

【调辅料】草果5个、松黄汁170克、生姜汁43克，盐、醋、葱、鹰嘴豆、草果、香菜等适量。

【烹调方法】熬。

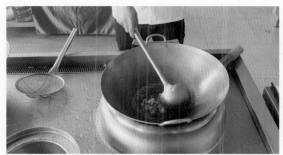

小试牛刀:
松黄汤

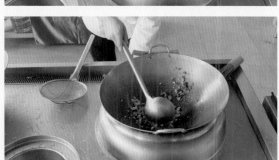

操作步骤

❶ 将羊肉切块备用，鹰嘴豆洗净，捣碎去皮。

❷ 羊肉下锅，加水煮沸，撇去浮沫，加入草果、鹰嘴
   豆后转小火煮至羊肉成熟，滤清汤汁，余汤留作他用。

❸ 羊胸煮熟，将其切成色子大小的丁。

❹ 炒锅上火，将羊胸丁、松黄汁、生姜汁一同下锅翻炒，
   加葱末及适量的盐和醋、香菜，炒匀后与蒸饼（或
   花卷）一同上桌。（可用少量时蔬摆盘）

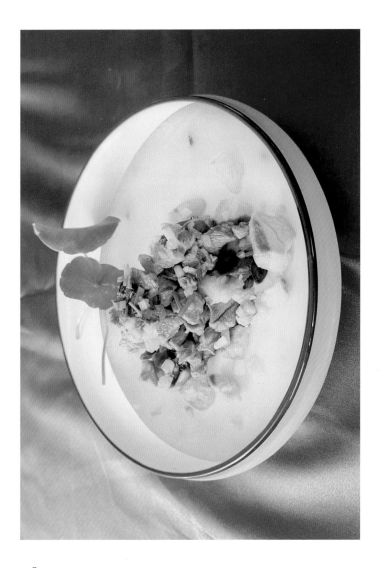

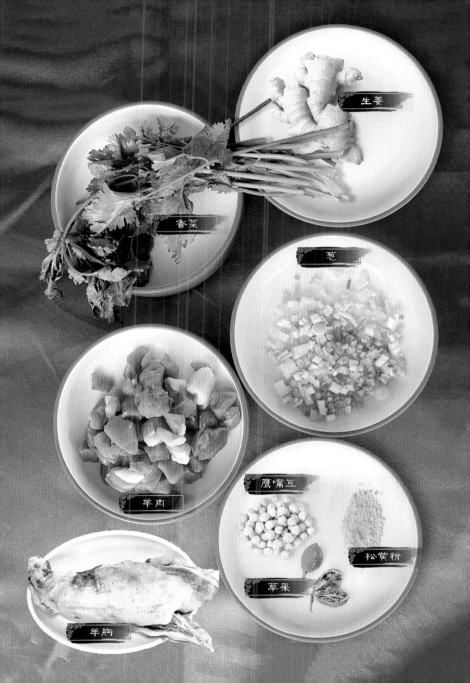

生姜

香菜

葱

羊肉

鹰嘴豆

松黄粉

草果

羊胸

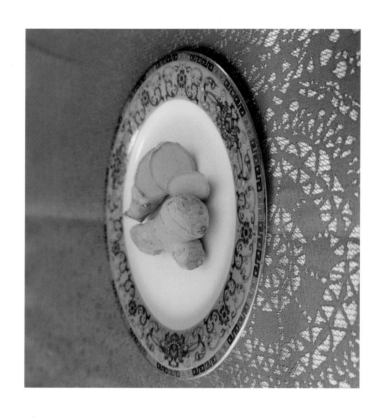

生姜：味辛，微温。主伤寒头痛，咳逆上气，止呕，清神。（《饮
膳正要》料物性味）

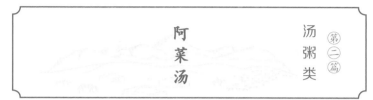

阿菜汤　　汤粥类　第二篇

补中益气。

羊肉一脚子（卸成事件），草果五个，良姜二钱。

上件，同熬成汤，滤净，下羊肝酱，同取清汁，入胡椒五钱。另羊肉切片，羊尾子一个，羊舌一个，羊腰子一副，各切甲叶。蘑菇二两，与白菜一同下，清汁、盐、醋调和。

（阿菜汤）补中益气。

半扇羊肉，卸割成块；草果五个；良姜二钱。

上述食材，一同下锅加水熬制成肉汤，把汤汁滤净，下入适量的羊肝泥烧沸，待肉汤澄清后，取清汤作为底汤。先下五钱胡椒，再把羊肉切成片，把一条羊尾、一条羊舌头、一对羊腰切成指甲大小的叶片形状。与二两蘑菇、（适量）白菜一同下入清汤中氽烫，用底汤、盐、醋调和味道。

【主配料】半扇羊肉、鹰嘴豆270克、（生）羊肝泥500克、羊腿肉200克、羊尾1条、羊舌1条、羊腰2个、白蘑80克、白菜1颗。

【调辅料】 草果 5 个、良姜 8 克、胡椒（粉）20 克，盐、
醋等适量。

【烹调方法】 氽。

小试牛刀：
阿菜汤

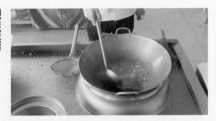

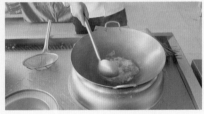

操作步骤

❶ 羊肉切块备用，鹰嘴豆洗净去皮捣碎，羊腿肉、羊
尾和羊舌分别切片，羊腰去掉被膜和髓质，切片，
白蘑、白菜洗净，切片，备用。

❷ 将切块的羊肉下锅加水煮沸，撇去浮沫，加入草果、
鹰嘴豆后转小火煮至羊肉成熟，滤清汤汁。另取一
口锅，加入汤汁烧沸后关火，徐徐下入（生）羊肝泥，
吸附汤中杂质，使汤汁澄清，作高汤用。

❸ 汤锅上火，加入适量高汤，下入胡椒粉搅匀，下入
  羊腿肉片、羊尾片、羊舌片、羊腰片、白蘑和白菜，
  汆烫成熟即可，加入盐、醋等调味即成。

备注

1. 羊肝酱制法不详，这里根据前后文意推测，用生羊肝泥试制菜
   肴。
2. 甲叶，亦称甲札，亦作甲扎，即指甲大小的片。

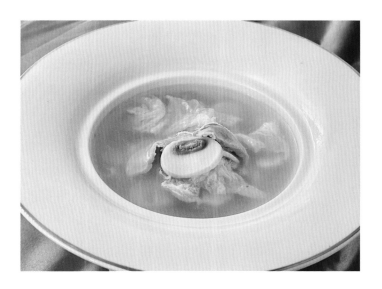

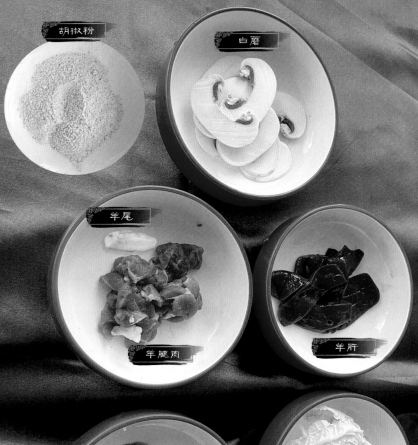

胡椒粉

白蘑

羊尾

羊肝

羊腿肉

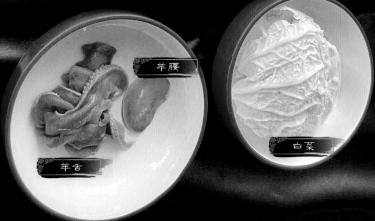

羊腰

羊舌

白菜

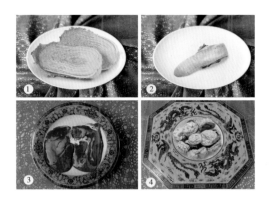

物料属性

❶ 白菜：味甘，温，无毒。主通行肠胃，除胸中烦，解酒渴。(《饮膳正要》菜品性味)

❷ 羊舌：肉质坚实，无骨，无筋膜、韧带，熟后无纤维质感。

❸ 羊肝：性冷，疗肝气虚热，目赤暗。(《饮膳正要》兽品性味)

❹ 白蘑（蘑菇）：味甘，寒，有毒。动气发病。不可多食。(《饮膳正要》菜品性味)

野生草原白蘑是口蘑的一种，其形状如伞，洁如玉盘，嫩如鲜笋。肉质肥厚细嫩，菇香浓郁，常食可美容养颜。白蘑食法颇多，可以熘炒、做馅料、涮火锅等。

白蘑是纯天然的食用菌，无污染，具有独特的风味，富含蛋白质和多种氨基酸。一般谷物中缺乏的赖氨酸在白蘑中含量极其丰富，赖氨酸有利于儿童体力和智力的发展。白蘑含有多种矿物质，以磷、钠、钾含量最高，具有补气益胃、滋阴润燥等功效。

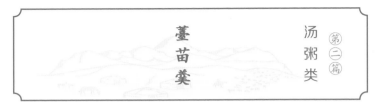

薹苗羹　汤粥类　第二篇

补中益气。

羊肉一脚子（卸成事件），草果五个，良姜二钱。

上件，熬成汤，滤净，用羊肝下酱，取清汁，豆粉五斤，作粉；乳饼一个，山药一斤，胡萝卜十个，羊尾子一个，羊肉等，各切细。入薹子菜、韭菜，胡椒一两，盐、醋调和。

（薹苗羹）补中益气。

半扇羊肉，卸割成块，草果五个，良姜二钱。

上述食材一同下锅加水熬制成高汤，将汤汁滤净，放入适量的羊肝泥同熬，（熬好之后）将汤澄清，取其清汁作底汤。用五斤豆粉制成面条。将一个乳饼、一斤山药、十个胡萝卜、一条羊尾和适量的羊肉等分别切成细丝，（下入底汤中煮至将熟时，）再放入适量已洗净、切好的薹菜苗和韭菜。出锅前用一两胡椒（粉）、适量盐和醋调和味道即成。

【主配料】半扇羊肉、（生）羊肝泥 500 克、乳饼 50 克、山药 50 克、胡萝卜 50 克、羊尾 50 克、羊肉 50 克、薹菜苗 100 克、韭菜 50 克、豆粉 200 克等。

【调辅料】 草果 5 个，胡椒粉、盐、醋等适量。

【烹调方法】 熬。

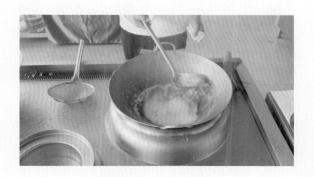

小试牛刀：
薹苗羹

操作步骤

① 半扇羊肉切块备用。

② 切块的羊骨肉下锅加水煮沸，撇去浮沫，加入草果，转小火煮至羊骨肉成熟，滤清汤汁，另取一口锅，盛入汤汁烧沸后关火，徐徐下入（生）羊肝泥，吸附汤中杂质，使汤汁澄清，作高汤用。

③ 豆粉和成面团，擀开后切成细丝，煮熟投凉备用。

④ 乳饼、山药、胡萝卜、羊尾、羊肉分别切丝备用；薹菜苗和韭菜摘洗干净，切丝备用。

⑤ 汤锅上火，加入高汤，下入乳饼、山药、胡萝卜、羊尾、羊肉丝等，烧开煮熟后，放入面条、薹菜和韭菜，加胡椒粉、盐、醋等调味即可。

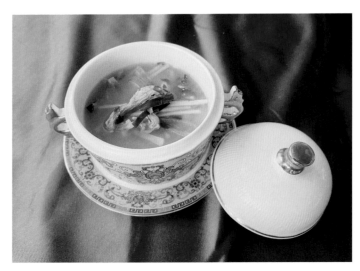

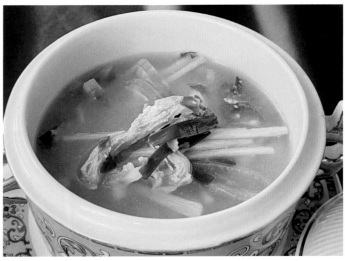

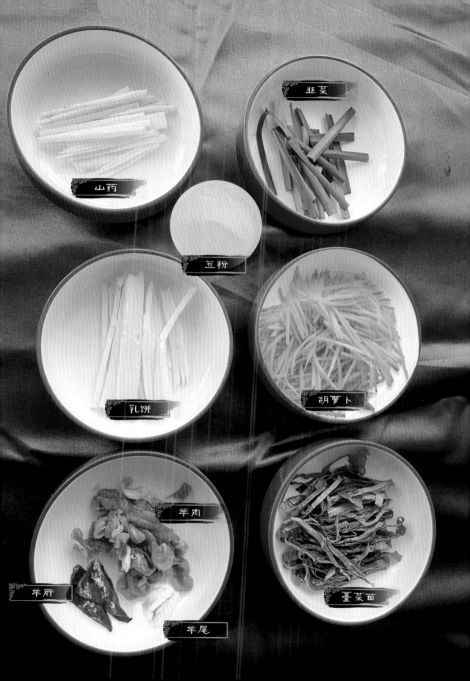

山药

韭菜

豆粉

乳饼

胡萝卜

羊肉

羊肝

羊尾

薹菜苗

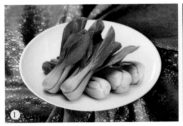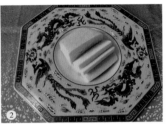

❶ 蔓菜（芸薹）：味辛，温，无毒。主风热、丹毒、乳痈。（《饮膳正要》菜品性味）

芸薹菜就是油菜，为十字花科植物油菜的嫩茎叶，又名胡菜、寒菜、台菜、薹芥、青菜、红油菜。

❷ 乳饼（牛乳腐）：微寒，润五脏，利大小便，益十二经脉，微动气。（《饮膳正要》兽品性味）

牛乳腐是唐代发明的乳制品，也称乳饼，李时珍《本草纲目》记载：乳腐，诸乳皆可造，今惟以牛乳者为胜尔。《中医养生珍本集萃 – 臞仙神隐》记载：造乳饼法，以牛乳一斗，绢滤入釜，煎三五沸，水解之。用醋点入，如豆腐法，渐渐结成，漉出以帛裹之。用石压成，入盐，瓮底收之。

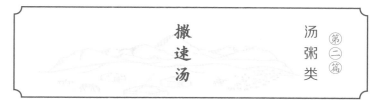

撒速汤

汤粥类

第二篇

治元脏虚冷，腹内冷痛，腰脊酸疼。

羊肉二脚子（头蹄一副），草果四个，官桂三两，生姜半斤，哈昔泥（如回回豆子两个大）。

上件，用水一铁络熬成汤，于石头锅内盛炖，下石榴子一斤，胡椒二两，盐少许，炮石榴子用小油一勺，哈昔泥如豌豆一块，炒鹅黄色微黑，汤末子油去净，澄清，用甲香、甘松、哈昔泥、酥油烧烟熏瓶，封贮任意。

（撒速汤）能缓解肾脏虚冷，腹内冷痛，腰脊酸痛。

羊肉二脚子（羊头一个、羊蹄四只）（处理干净），草果四个，桂皮三两，生姜半斤，像两块回回豆子大小的哈昔泥。

上述食材，一同放入一口大铁锅内加水熬制成高汤。然后把熬好的汤盛在石质或陶质的容器内，加入（炮制好的）石榴籽一斤、胡椒（粉）二两和少量的盐，搅拌均匀后，将汤中的浮沫和浮油撤净，使汤澄清，去掉渣滓。另用甲香、甘松、哈昔泥、酥油共同烧烟熏瓶子，在熏过的瓶内装入滤清后的汤汁，封好瓶口，撒速汤即成。储存或者即时食用均可。

炮制石榴籽的方法：在锅内放入一小勺植物油，烧热后放入一块豌豆粒大小的哈昔泥，待哈昔泥化开后，放入一斤石榴籽同炒，待石榴籽炒至鹅黄色并呈微黑色时，取出捣碎，投入汤中。

【主配料】一扇羊肉、羊头 1 个、羊蹄 4 只。

【调辅料】草果、桂皮、生姜、阿魏（哈昔泥）、石榴籽、胡椒（粉）、盐、甲香、甘松、酥油等适量。

【烹调方法】熬。

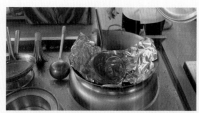

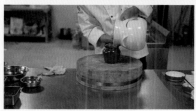

小试牛刀：
撒速汤

操作步骤

❶ 铁锅上火，加入适量清水，将处理干净的羊骨肉、
羊头、羊蹄下锅煮沸，撇去浮沫，加入草果、桂皮、
生姜，熬制成高汤。

❷ 炒锅上火，加入一小勺植物油，烧热后加入少许哈
昔泥，下入石榴籽翻炒至呈鹅黄色略黑时，盛出备用。

❸ 将熬好的高汤盛于石制或陶制的容器中，加入炮制
好的石榴籽、盐、胡椒（粉），撇去浮沫、浮油，
澄清，备用。

❹ 用甲香、甘松、阿魏（哈昔泥）、酥油共同烧烟熏
瓶子，在熏过的瓶内装入澄清后的汤汁，将汤汁盛
于瓶中，封好瓶口，即食或储存均可。

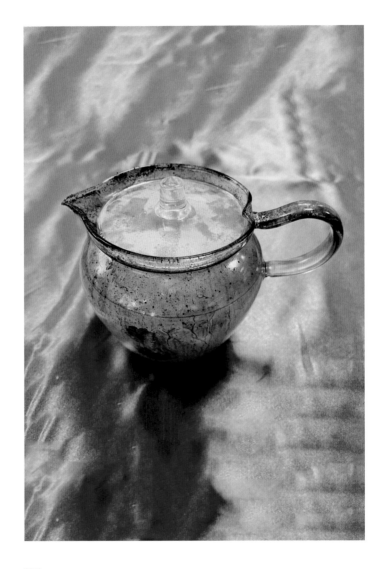

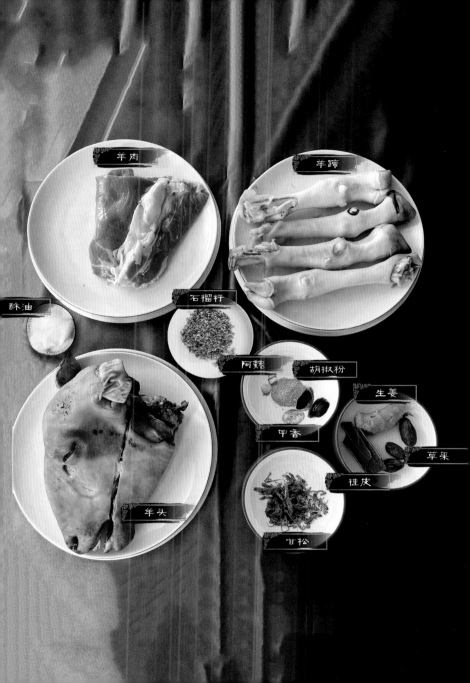

羊肉

羊蹄

酥油

石榴籽

阿魏

胡椒粉

生姜

甲香

草果

羊头

桂皮

甘松

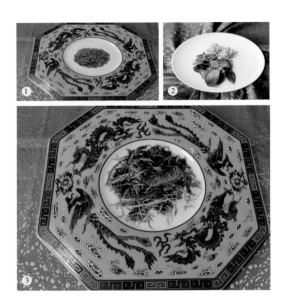

 物 料 属 性

❶ **石榴籽**：味甘酸，无毒。主咽渴，不可多食，损人肺，止漏精。

❷ **甲香**：别名水云母、催生子，为蝾螺科蝾螺属动物蝾螺或其近缘动物的厣，治脘腹满痛，痢疾，淋证，痔瘘，疥癣。（《中药大辞典》）

❸ **甘松**：败酱科甘松属植物甘松、宽叶甘松的根和根茎。春、秋季皆可采收，以8—9月采者为佳。采挖后去净泥沙，除去残茎及须根，不用水洗，直接晒干或阴干。理气止痛，醒脾健胃。主治胸腹胀痛，牙痛，脚气。（《中药大辞典》）

第三篇

面点类

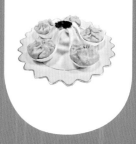

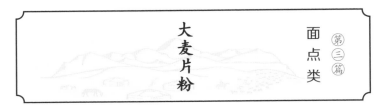

大麦片粉

面点类 第三篇

补中益气，健脾胃。

羊肉一脚子（卸成事件），草果五个，良姜二钱。

上件，同熬成汤，滤净，下羊肝酱，取清汁，胡椒五钱，熟羊肉切作甲叶，糟姜二两，瓜齑一两，切如甲叶，盐、醋调和，或浑汁亦可。

（大麦片粉）补中益气，加强脾胃的消化功能。

半扇羊肉，卸割成块，草果五个，良姜二钱。

上述食材，一同下锅熬制成汤，把汤汁滤净，放入适量的羊肝泥同熬。吸附杂质，滤清汤汁。（将大麦粉制成面片，）将适量熟羊肉、糟姜二两、瓜齑一两切成指甲大小的片。在底汤中下入五钱胡椒（粉），（大麦面片、熟羊肉、糟姜、瓜齑一同煮熟后）用适量的盐、醋调和味道即成。或将上述食材直接下入浑汤中煮熟亦可。

【主配料】半扇羊肉、大麦粉 100 克、（生）羊肝泥 500 克、糟姜 50 克、瓜齑 50 克。

【调辅料】 草果 5 个、糟姜 8 克、胡椒粉 20 克，盐、醋
等适量。

【烹调方法】 煮。

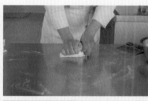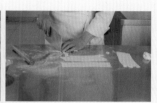

小试牛刀：
大麦片粉

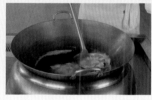

操作步骤

❶ 将羊骨肉切块备用。

❷ 将羊骨肉下锅加水煮沸，撇去浮沫，加入草果后转
小火煮至羊骨肉成熟，滤清汤汁，另取一口锅，盛
入汤汁烧沸后关火，徐徐下入（生）羊肝泥，吸附
汤中杂质，使汤汁澄清，作高汤之用。

❸ 将大麦粉制成面片，备用。

❹ 取适量高汤，烧开后下入大麦面片和熟羊肉、糟姜、
瓜齑，加盐、醋等调料调味，面片成熟后即可出锅
装盘。

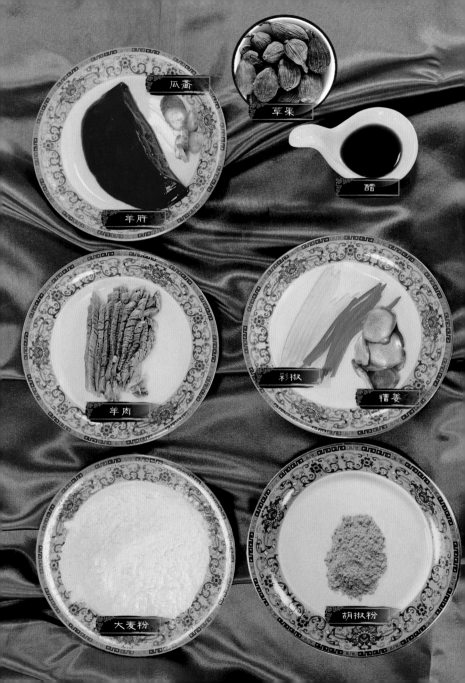

瓜番

草果

醋

羊肝

彩椒

禚姜

羊肉

大麦粉

胡椒粉

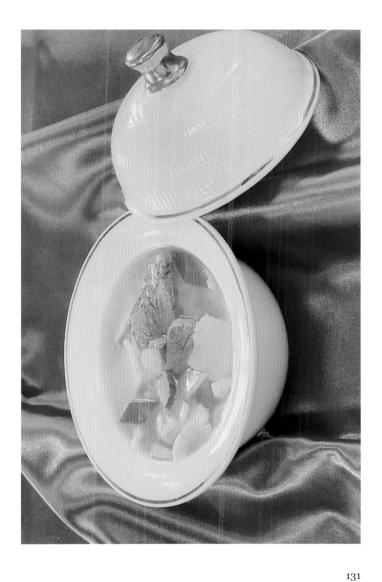

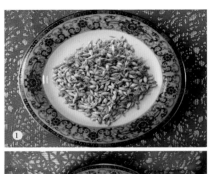

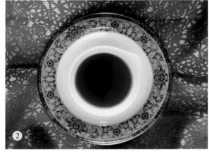

① **大麦**：味咸，温、微寒，无毒。主消渴，除热，益气，调中，令人多热，为五谷长。《药性论》云：能消化宿食，破冷气。（《饮膳正要》米谷性味）

② **醋**：味酸，温，无毒。消痈肿，散水气，杀邪毒，破血运，除癥块坚积。醋有数种：酒醋、桃醋、麦醋、葡萄醋、枣醋，米醋为上，入药用。（《饮膳正要》米谷性味）

糯米粉搊粉

面点类 第三篇

补中益气。

羊肉一脚子（卸成事件），草果五个，良姜二钱。

上件，同熬成汤，滤净，用羊肝酱熬取清汁，下胡椒五钱，糯米粉二斤，与豆粉一斤，同作搊粉，羊肉切细乞马，入盐、醋调和，浑汁亦可。

（糯米粉搊粉）补中益气。

半扇羊肉，卸割成块，草果五个，良姜二钱。

上述食材，一同下锅加水熬制成高汤，把汤汁滤净，放入适量的羊肝泥同熬，吸附杂质，滤清汤汁。（在底汤中）下入五钱胡椒（粉），（把汤烧开后）下入二斤糯米粉与一斤豆粉混合制成的面条和切成细丝的熟羊肉。（待面条煮熟后）用适量的盐、醋调和味道即成。或将上述食材直接加入到浑汤中煮熟亦可。

【主配料】半扇羊肉、糯米粉 1200 克、豆粉 600 克、（生）羊肝泥 500 克。

【调辅料】草果 5 个、良姜 8 克等。

【烹调方法】煮。

小试牛刀：

糯米粉搣粉

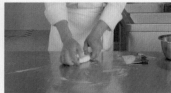
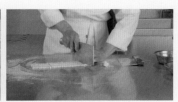

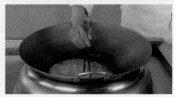

操作步骤

① 将羊骨肉切块备用。

② 将羊骨肉下锅加水煮沸，撇去浮沫，加入草果、良姜后转小火煮至羊肉成熟，滤清汤汁。另取一口锅，盛入汤汁烧沸后关火，徐徐下入（生）羊肝泥，吸附汤中杂质，使汤汁澄清，作高汤用。将羊肉剔下，切丝备用。

③ 糯米粉与豆粉混合和成面团，制成面条。

④ 取适量高汤下锅，烧开后下入面条煮熟后下入羊肉丝，加盐、醋等调味即可。（可用少量的时蔬摆盘）

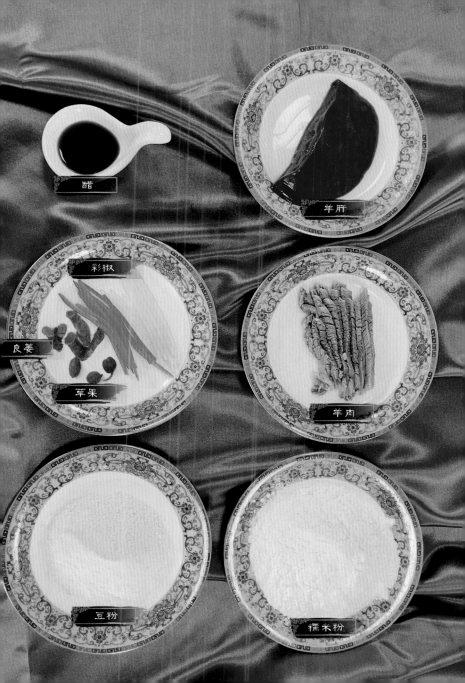

醋

羊肝

彩椒

良姜

草果

羊肉

豆粉

糯米粉

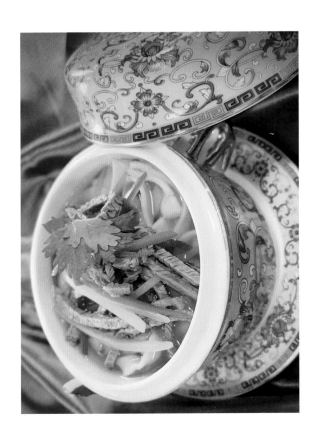

糯米面（稻米）：味甘苦，平，无毒。主温中，令人多热，大便
坚，不可多食。即糯米也。（《饮膳正要》米谷性味）

面点类（第三篇）

鸡头粉血粉

补中，益精气。

羊肉一脚子（卸成事件），草果五个，回回豆子半升（捣碎，去皮）。

上件，同熬成汤，滤净，用鸡头粉二斤，豆粉一斤，羊血和作粉，羊肉切细乞马炒，葱、醋一同调和。

（鸡头粉血粉）对中焦脾胃有补益作用，补益精气。

半扇羊肉，卸割成块，草果五个，回回豆子半升，捣碎，去掉豆皮。上述食材，一同下入锅中，加水熬制成高汤，滤净汤汁。将二斤鸡头粉与一斤豆粉混合后加入新鲜的羊血和成面团，制成面片。羊肉切碎炒熟，加葱、醋等调味（加入高汤，待肉汤一烧开后下入血粉面片）即成。

【主配料】半扇羊肉、鹰嘴豆270克、鸡头粉1200克、豆粉600克、羊血等适量。

【调辅料】草果5个，葱末、醋、盐等适量。

【烹调方法】熬、煮。

小试牛刀：
鸡头粉血粉

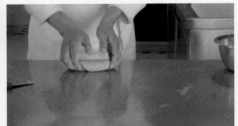

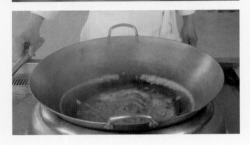

操作步骤

❶ 将羊骨剔肉切块备用，鹰嘴豆洗净去皮研碎，生姜榨汁。

❷ 将羊骨肉下锅煮沸，撇去浮沫，加入草果、鹰嘴豆后转小火煮至羊肉成熟，滤清汤汁，余汤留作他用。

❸ 将鸡头粉和豆粉调匀，加入羊血和制面团，饧面后制成面片，煮熟投凉备用。

❹ 捞出煮好的羊肉，切碎。

❺ 羊肉同葱末、醋、盐同炒，调匀后加入滤清的羊汤和血粉，煮至血粉熟后即成。

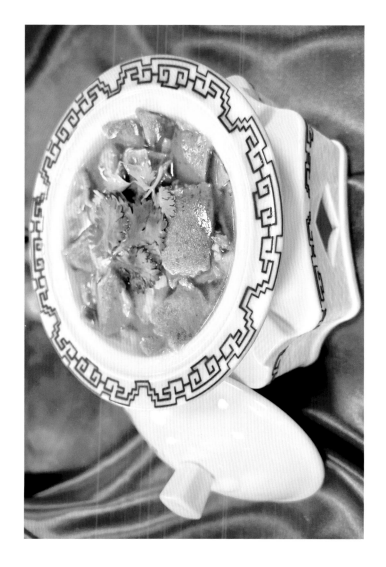

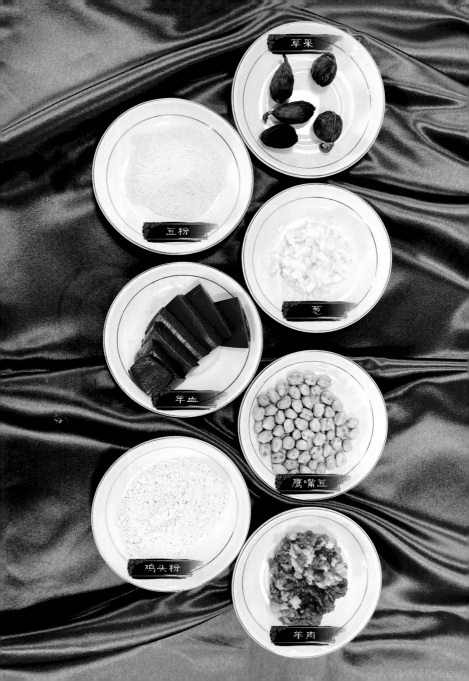

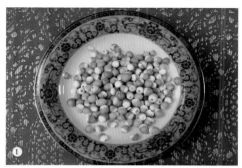

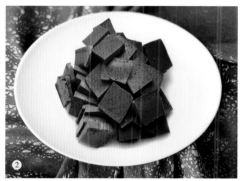

物料属性

1 鸡头粉（芡实）：味甘，平，无毒，主湿痹，腰膝痛，补中除疾，益精气。

2 羊血：主治女人中风、血虚，产后血晕，闷欲绝者，生饮一升。（《饮膳正要》兽品性味）

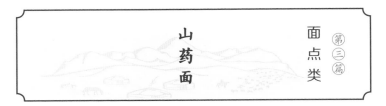

补虚羸，益元气。

白面六斤，鸡子十个（取白），生姜汁二合，豆粉四两。

上件，用山药三斤，煮熟，研泥，同和面，羊肉二脚子，切丁头乞马，用好肉汤下炒，葱、盐调和。

（山药面）补虚羸，益元气。

白面六斤，鸡蛋十个，取蛋清，生姜汁二合，豆粉四两。

将六斤白面、四两豆粉、十个鸡蛋的蛋清、二合生姜汁、三斤煮熟研成泥状的山药，（酌情加入适量的凉开水）揉成面团，（擀成面皮，切成面条，）煮熟捞出。一扇羊肉，切成钉帽大小的小肉丁儿，加入适量的好肉汤炒熟，（浇到面条上，）用适量的葱、盐调和味道即成。

【主配料】面粉 360 克、豆粉 15 克、鸡蛋 2 颗、山药 180 克、半扇羊肉等。

【调辅料】生姜汁 17 克、葱 10 克、盐 3 克等。（文中并非一道菜的用量，此处按比例缩小用量）

【烹调方法】煮。

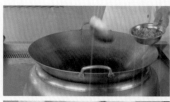
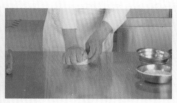

小试牛刀：
山药面

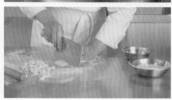

操作步骤

❶ 山药去皮切段，蒸熟制成泥，羊肉切成钉帽大小的
　肉丁，备用。

❷ 炒锅上火，下入底油，炝香葱末，下入肉丁煸炒，
　待肉色变白后加入高汤适量，烧至肉熟烂，加盐调
　味。

❸ 面粉和豆粉混合均匀，加入蛋清、姜汁、山药泥和
　适量的水调制面团，饧面后擀开，切成面条，煮熟
　投凉备用。

❹ 面条盛入碗中，浇上烧好的羊肉即可。（可用少量
　的时蔬摆盘）

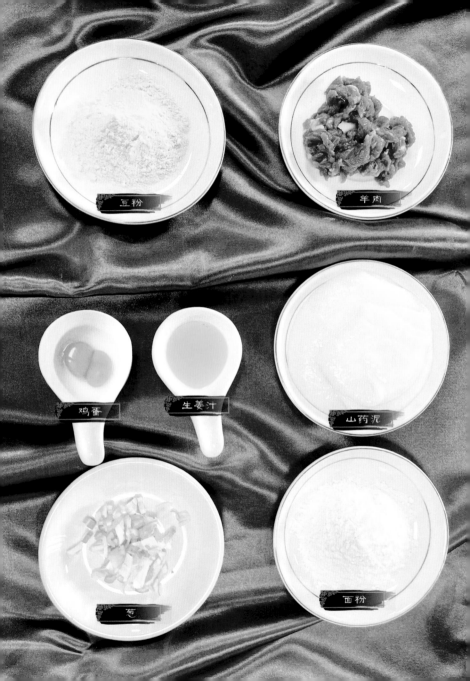

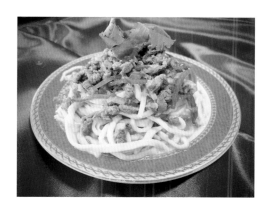

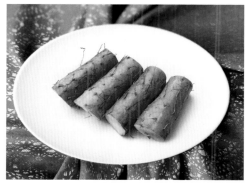

山药：味甘，温，无毒。补中益气，治风眩，止腰痛，壮筋骨。
（《饮膳正要》菜品性味）

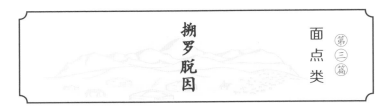

搠罗脱因

面点类

第三篇

补中益气。

白面六斤（和，按作钱样），羊肉二脚子（熟切），羊舌二个（熟切），山药一斤，蘑菇半斤，胡萝卜五个，糟姜四两（切）。

上件，用好酽肉汤同下、炒，葱、醋调和。

（搠罗脱因）补中益气。

白面六斤，加水和成面团，用手揪成小面剂并按成铜钱大小的面片；一扇羊肉，煮熟，切成细丝；羊舌头两条，煮熟，切成细丝。山药一斤、蘑菇半斤、胡萝卜五个、糟姜四两，分别切成细丝。将锅内的浓香肉汤烧开后，下入面片煮熟，捞出；另起炒锅，下底油，将其余食材一同煸炒，用（盐、）葱、醋调和味道即成。

【主配料】一扇羊肉、面粉 3800 克、羊舌 2 条、山药 630 克、白蘑 315 克、胡萝卜 5 根、糟姜 160 克等。

【调辅料】胡萝卜、盐、醋、葱等适量。

【烹调方法】炒。

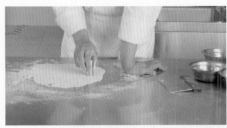

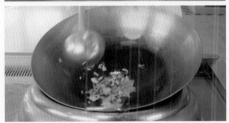

小试牛刀：
搠罗脱因

操作步骤

❶ 面粉调制成冷水面团，饧面后擀成面片，用模具按
　压成铜钱大小的面坯，逐个完成。

❷ 羊骨肉煮熟，剔骨出肉，将肉切成细丝；羊舌初加
　工后煮熟，切成细丝；山药、白蘑、胡萝卜洗干净，
　切丝；糟姜切丝，备用。

❸ 汤锅上火，加入浓香的羊肉汤，烧沸后，下入面坯，
　煮熟后捞出。

❹ 炒锅上火，加入底油，将其余主配料倒入锅中翻炒，
　加盐、葱、醋调味，待食材成熟入味后即可。（可
　用少量的时蔬摆盘）

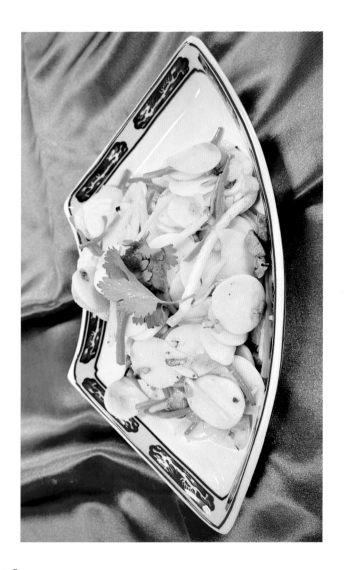

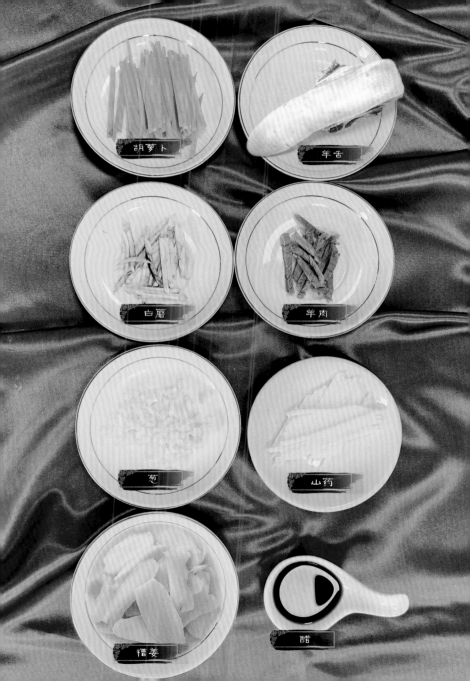

胡萝卜

羊舌

白蘑

羊肉

葱

山药

糟姜

醋

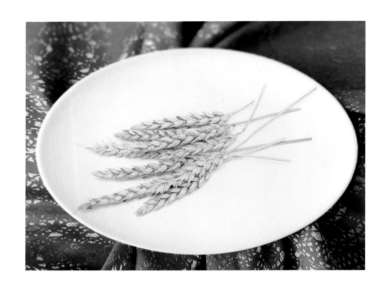

小麦：味甘，微寒，无毒。主除热，止烦躁，消渴，咽干，利小便，养肝气，止痛，唾血。（《饮膳正要》米谷性味）

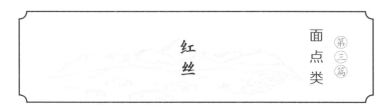

红丝

面点类

第三篇

原文

羊血同白面（依法煮熟），生姜四两，萝卜一个，香菜、蓼子各一两（切细丝）。

上件，用盐、醋、芥末调和。

译文

在鲜羊血中拌入适量的白面，（凝结成血块，下锅煮或蒸熟，冷却后，切成细丝（红丝），）入锅煮熟（，捞出，备用）。生姜四两、萝卜一个，香菜和蓼子各一两，均切成细丝。

（另起炒锅，加入底油，）先下姜丝、萝卜丝煸炒，再下香菜、蓼子和红丝同炒，用适量的盐、醋、芥末调和味道，翻炒至熟即可。

古法新做

【主配料】面粉 500 克、鲜羊血 100 克、生姜 150 克、白萝卜 1 根、香菜 40 克、蓼子 40 克等。

【调辅料】盐、醋、芥末等适量。

【烹调方法】炒。

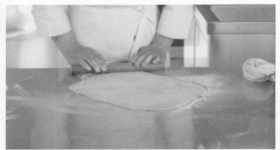

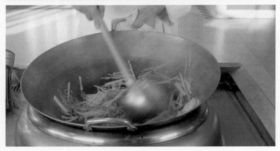

小试牛刀：
红丝

操作步骤

❶ 白萝卜、香菜、生姜洗净切丝，备用。

❷ 用鲜羊血和面粉调制面团，擀开，切成细面条（红
  丝），煮熟投凉，备用。

❸ 炒锅上火，加入底油，下入姜丝煸炒，炒香后再下
  入白萝卜丝、蓼子，加调料调味，加入适量清汤，
  下入红丝。烧开后可装盘上桌，面条上撒少许香菜
  即成。

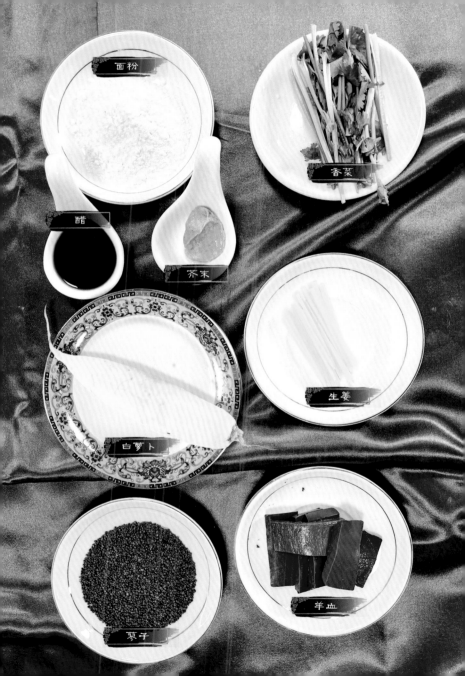

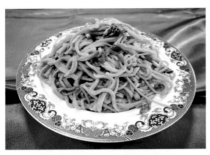

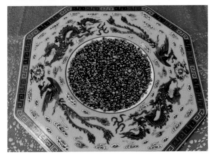

蓼子：味辛，温，无毒。主明目，温中，耐风寒，下水气。（《饮
膳正要》菜品性味）

蓼子为蓼科植物红蓼的干燥成熟果实，又名水红花子。秋季果
实成熟时割取果穗，晒干，打下果实，除去杂质。除西藏外，
广布于全国各地。蓼子具有散血消瘕，消积止痛，利水消肿的
功效；主治癥瘕痞块，瘿瘤，食积不消，胃脘胀滞，腹水水肿。

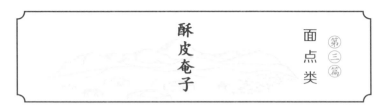

酥皮奄子

面点类

（第三篇）

原文

羊肉、羊脂、羊尾子、葱、陈皮、生姜（各切细或下瓜哈孙系山丹根）。

上件，入料物、盐、酱拌匀，用小油、米粉与面，同和作皮。

译文

（适量的）羊肉、羊油、羊尾、葱、陈皮、生姜分别切碎，或在其中下入瓜哈孙，即百合。

上述食材，加入适量的香料粉、盐、黄酱调拌均匀，制成肉馅，用植物油与米粉、面粉调制成面团，擀制面皮（，制成生坯，烤烙熟制即可）。

古法新做

【主配料】羊腿肉 200 克、羊油 50 克、羊尾 100 克、面粉 300 克、米粉 50 克等。

【调辅料】葱 20 克、陈皮 10 克、生姜 20 克、百合 100 克，香料粉、盐、黄酱、植物油等。

【烹调方法】烙或烤。

小试牛刀：
酥皮奄子

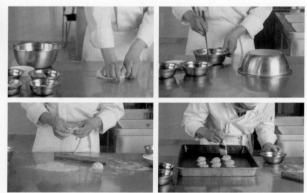

操作步骤

❶ 面粉和米粉掺拌均匀，加植物油和水调制成冷水或温水面团，饧面备用。

❷ 羊肉剁碎，葱、生姜、陈皮以及百合择洗干净，切末。将羊肉和葱、姜、陈皮（以及百合），加盐、黄酱、香料粉调味后制成肉馅。

❸ 面团搓条、揪剂，擀成面皮，包入肉馅，捏成半圆形"盒子"状生坯，逐个做完。

❹ 烤箱预热，刷上底油，放入生坯，烤至成熟、两面金黄即可。

156

备注

1. 奄子本意为圆形草屋，酥皮奄子的做法接近现代的面食"盒子"。
2. 山丹根即百合。

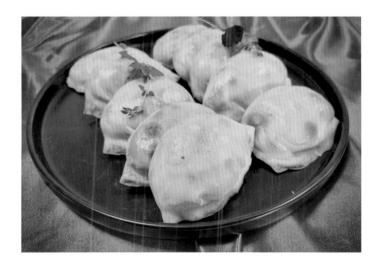

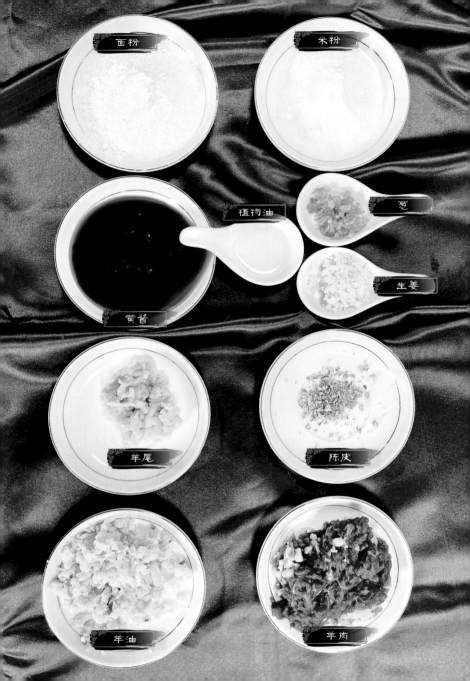

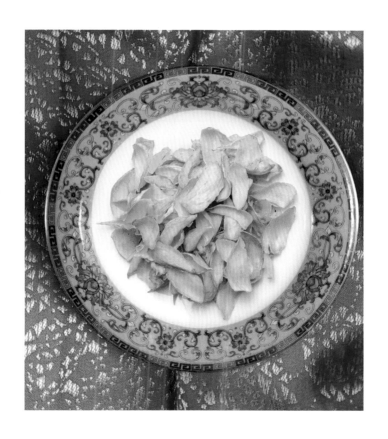

山丹根：味甘，平，无毒。主邪气腹胀，除诸疮肿。（一名百合）
（《饮膳正要》菜品性味）

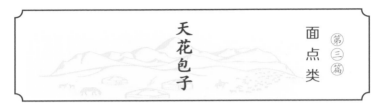

面点类 第三篇

天花包子

或作蟹黄亦可。藤花包子一同。

羊肉、羊脂、羊尾子、葱、陈皮、生姜（各切细），天花（滚水烫熟，洗净，切细）。

上件，入料物、盐、酱拌馅，白面作薄皮，蒸。

或做蟹黄包子，藤花包子也类似。

羊肉、羊油、羊尾、葱、陈皮、生姜各切末，香杏口蘑用水焯熟，投洗干净，切碎。

上述食材中加入香料粉、盐、黄酱调拌成肉馅，用面粉制薄面皮，包成包子，蒸熟即可。

【主配料】羊腿肉 200 克、羊油 50 克、羊尾 100 克、平菇 50 克、藤花 100 克等。

【调辅料】葱 20 克、陈皮 10 克、生姜 20 克，香料粉、盐、黄酱等适量。

【烹调方法】蒸。

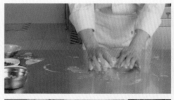
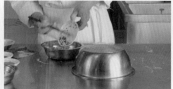

小试牛刀：
天花包子

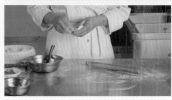

操作步骤

❶ 面粉和制冷水面团，饧面备用。

❷ 羊肉剁碎，葱、生姜、陈皮择洗干净，切末；干香
杏口蘑用开水烫泡涨发，洗净切末；将羊肉和葱、
生姜、陈皮调制肉馅，加盐、黄酱、香料粉调味。

❸ 饧好的面团搓条、揪剂，擀成薄皮，包入肉馅，捏
成生坯，逐个做完。

❹ 蒸锅上火，烧开后放入包子，大火蒸至成熟即可。

备注

1. 天花，系一种产于五台山附近的食用菌，曾经有学者根据朱弁诗词的描述推断，天花蕈类似北风菌，即侧耳科的某一种蘑菇，我国著名蕈菌栽培史与菌文化研究专家陈士瑜先生也曾据此进一步推断天花蕈属于平菇。还有一种说法是根据《滇南本草图谱》关于天花蕈的附图以及形状描述，推断天花蕈可能是香杏口蘑。
2. 亦可用蟹黄或藤花粉代替香杏口蘑制馅。
3. 本例的包子面皮无需发酵。

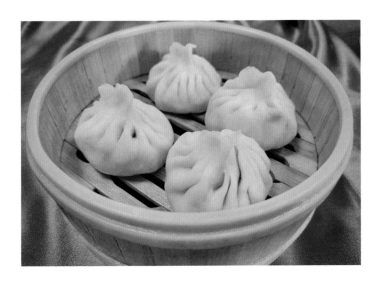

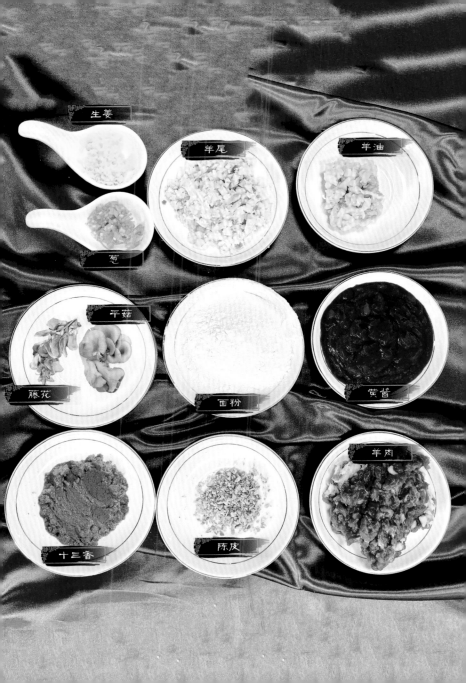

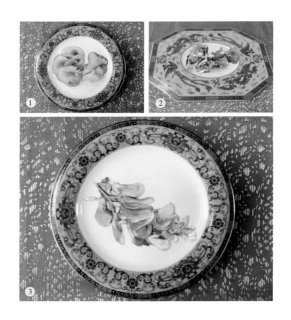

物　料　属　性

❶ **天花**：味甘，平，有毒。与蘑菇稍相似，未详其性。（生五台山）
（《饮膳正要》菜品性味）

天花蕈在中国古籍中有多处记载，又名天花、天花菜、天花菌、
天花蘑菇等，产自五台山、雁门和庐山等地。

天花蕈因气香味美，自北宋起即被进贡给皇室享用，其后历
朝如是。南宋陈仁玉《菌谱》称赞"五台天花，亦甲群汇"，
然而大部分相关记载不涉及外观描述，因此较难判断其究竟

为何物。通过对相关史料的综合考察，认为天花蕈名称中的"天花"取自佛经中常见的"天花"一词，其气味馨香。

❷ 蟹黄：其黄能化漆为水，故涂漆疮用。

蟹黄有河蟹黄和海蟹黄两种，以河蟹黄为佳，海蟹黄味稍差。蟹黄以色泽鲜艳、橘红色或深黄色、洁无杂质、味鲜、干度足为上品。蟹黄油性大，应密封保存。蟹黄适合的人群较广，冠心病、高血压、动脉硬化、高脂血症患者应少吃或不吃蟹黄。蟹黄可炒、可烧，还可以用于打卤、做馅。

❸ 藤花：岩豆藤花，中药名，为豆科植物香花崖豆藤的花，分布于中南、西南及陕西、甘肃、浙江、江西、福建等地。治鼻衄：岩豆藤花、白茅根各二钱。煎水服。（《贵州民间药物》）

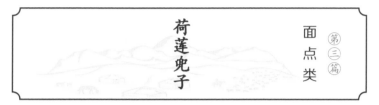

荷莲兜子

面点类

第三篇

羊肉三脚子（切），羊尾子二个（切），鸡头仁八两，松黄八两，八檐仁四两，蘑菇八两，杏泥一斤，胡桃仁八两，必思答仁四两，胭脂一两，栀子四钱，小油二斤，生姜八两，豆粉四斤，山药三斤，鸡子三十个，羊肚、肺各二副，苦肠一副，葱四两，醋半瓶，芫荽叶。

上件，用盐、酱、五味调和匀，豆粉作皮，入盏内蒸，用松黄汁浇食。

一扇半羊肉，切成小肉丁。羊尾两条，切成细丝。鸡头仁八两。松黄八两（加水浸取汁液）。巴旦杏仁四两（用热水浸泡后去掉皮和杏仁尖）。白蘑八两，洗净，切丝。杏泥一斤。核桃仁八两。开心果仁四两。胭脂一两（加水浸取汁液）。栀子四钱（加水浸取汁液）。植物油二斤。生姜八两，切丝。豆粉四斤。山药三斤（去皮，切成小丁块）。鸡蛋三十个，搅打成蛋浆。羊肚、羊肺各两副，羊小肠一副，分别切成小块。葱（花）四两。醋半瓶。香菜（适量）。

上述食材，（除松黄、胭脂、栀子外）与适量的盐、黄酱、五味调料混合拌匀制成馅。用豆粉四斤，加水揉成面团，擀成面皮，铺放在若干个碗盏中，加入适量的馅，把碗口上的豆粉皮向内拢好，（然后用胭脂汁、栀子汁分别浸染碗中的食物，）放入笼屉中蒸熟。食用时，浇上松黄汁、醋，撒上香菜叶即可。

【主配料】一扇半羊肉、羊尾 2 条、芡实 8 两、松黄粉 8 两、巴旦杏仁 150 克、白蘑 8 两、杏泥 1 斤、核桃仁 8 两、开心果仁 150 克、豆粉 4 斤、山药 3 斤、鸡蛋 30 颗、羊肚 2 副、羊肺 2 副、羊小肠 1 副等。

【调辅料】胭脂 40 克、栀子 10 克、植物油 1200 克、生姜 300 克，葱、醋、黄酱、香菜等适量。

【烹调方法】蒸。

小试牛刀：
荷莲兜子

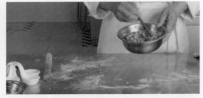

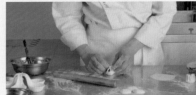

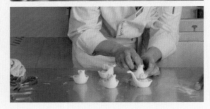

操作步骤

❶ 将羊肉、羊尾及其他主配料切成小丁，加盐等调料
拌制均匀，备用。

❷ 豆粉用水调成面团，饧面后揪剂，擀成面皮，加馅
料后捏严剂口，将生坯放入碗盏中定型，逐个做完。

❸ 蒸锅上火，将生坯放入蒸屉，大火蒸熟，取出后随
蘸汁一同上桌。

备注

1. 鸡头仁为鸡头米，即芡实。
2. 八檐仁为巴旦杏仁。
3. 必思答仁为开心果仁。

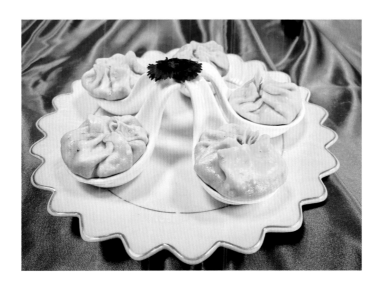

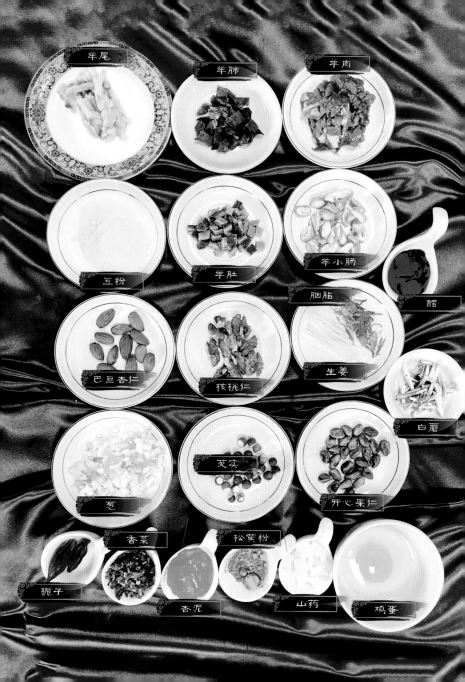

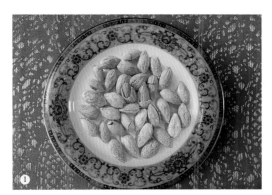

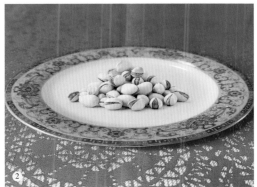

❶ 巴旦杏仁：味甘，无毒。止咳下气，消心腹逆闷。

❶ 开心果仁：味甘，无毒。调中顺气。

主要参考文献

[1] 忽思慧.饮膳正要译注 [M].张秉伦，方晓阳，译注.上海：
    上海古籍出版社，2017.
[2] 尚衍斌，孙立慧，林欢.《饮膳正要》注释 [M].北京：中央
    民族大学出版社，2009.

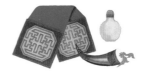